AF317742

TRAITÉ

DE

L'ÉRYSIPÈLE

PAR LE DOCTEUR

ARMAND DESPRÉS

Ancien interne, lauréat des hôpitaux de Paris.

PARIS

ADRIEN DELAHAYE, LIBRAIRE-ÉDITEUR,

Place de l'École-de-Médecine.

1862

TRAITÉ

DE

L'ÉRYSIPÈLE

Paris.— Imprimerie de L. MARTINET, rue Mignon. 2.

TRAITÉ

DE

L'ÉRYSIPÈLE

PAR LE DOCTEUR

ARMAND DESPRÉS

Ancien interne, lauréat des hôpitaux de Paris.

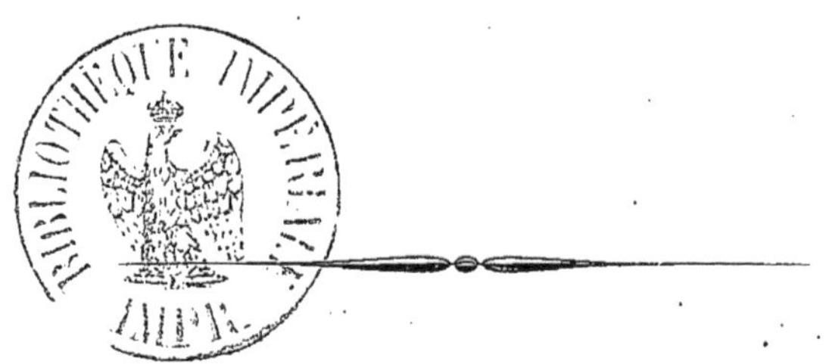

PARIS

ADRIEN DELAHAYE, LIBRAIRE-ÉDITEUR,

Place de l'École-de-Médecine.

1862

A

M. le Professeur VELPEAU

Mon cher Maître,

Vous avez dit souvent à vos élèves que les adénites lymphatiques chez les sujets scrofuleux étaient dues principalement à une irritation de voisinage négligée.

Séduits par une théorie dont les éléments semblent d'autant plus échapper qu'on les poursuit avec plus de persévérance, les partisans de diathèses ont refusé d'admettre cette idée aussi simple que saisissable. Il y a, on ne sait pourquoi, dans certains esprits, une répugnance à admettre les choses naturelles.

Plus désireux de poursuivre l'étude des maladies, en allant du connu vers l'inconnu, je me suis préoccupé surtout des conditions de développement de l'érysipèle et de leurs rapports avec la lésion élémentaire de cette maladie et de celles qui s'en rapprochent. J'ai suivi ainsi des principes que vous nous avez inculqués. Je n'ai donc rien inventé ; j'ai déduit. Aussi ces quelques lignes ont-elles pour but de vous restituer une large part d'une idée que vous avez déjà fécondée.

Du reste, c'est près de vous que j'ai amassé la plupart des matériaux réunis dans ce livre. Ce serait encore là un devoir pour moi de vous en offrir les prémices, si je n'avais conservé de vos leçons et de vos conseils un profond sentiment de reconnaissance et si je n'aspirais à me ranger au nombre de ceux qui aiment le travail et dont vous êtes le plus glorieux modèle.

A. DESPRÉS.

DE
L'ÉRYSIPÈLE

PREMIÈRE PARTIE

HISTORIQUE

> « Une multitude de médecins ont travaillé peut-être depuis mille ans au perfectionnement de la science médicale. Celui qui voudrait étudier leurs écrits avec réflexion et zèle pourrait découvrir plus de vérités dans le court espace de sa vie que s'il avait couru pendant mille ans chez des malades. »
>
> (RHAZÈS AD ALMANZOR , *édit. latine* *Gerhard de Crémone, tit. IV, c. 22.*)

> « La connaissance des erreurs que l'esprit a déjà commises empêche de tomber dans des fautes semblables. »
>
> (BACON, *Novum organum.*)

En commençant l'histoire vraie de la médecine à Hippocrate, puisqu'il est d'usage que chaque auteur paye par quelque éloge un juste tribut à la mémoire de cet homme remarquable auquel rien n'a manqué, pas même l'odieuse calomnie de gens que son mérite incommodait, si nous ne disons pas qu'Hippocrate eut la gloire de fonder la médecine, et que le divin vieillard de Cos est au-dessus des soupçons d'un certain André, complaisamment rapportés par Eusèbe (*Præparatio evangelica*), nous resterons plein d'admiration pour le bon sens d'Hippocrate à une époque où il fallait avoir du génie pour juger sainement les choses.

Hippocrate avait su s'affranchir des idées mystiques et superstitieuses de son époque ; laissant de côté le caractère divinatoire que des Asclépiade de Cos et de Gnide avaient cherché à revêtir, il accepta la philosophie de Pythagore et d'Empédocle et leur physique, parce qu'il ne pouvait point leur substituer une meilleure théorie. Il observa des phénomènes maladifs et les décrivit. S'il dit que la bile engendre presque toutes les maladies, que l'inflammation est due à l'affluence du sang dans une partie, c'est qu'il avait vu, dans les maladies, les vomissements de bile, ce symptôme prodromique si fréquent, et qu'il supposait que la nature, en produisant ce phénomène, avait pour but d'expulser ce qui était nuisible à la vie ; c'est qu'il avait vu les parties enflammées rougir et prendre une coloration qu'il attribuait avec raison à l'accumulation du sang. Deux mille ans d'observation n'ont point encore contredit cette conclusion d'Hippocrate.

Hippocrate, en général, décrivit des symptômes, des troubles fonctionnels le plus souvent comme des maladies. Pouvait-il en être autrement? Hippocrate ne savait pas ce que c'était qu'un organe sain et un organe malade.

Pour ce qui a trait à l'érysipèle, je ne crains pas de le dire, Hippocrate a vu ce que nous voyons aujourd'hui. Bref, sur les causes de l'érysipèle, il croit que cette maladie provient de ce que les malades ont respiré une humidité nuisible (1). Il rattache certains érysipèles, qui

____

(1) *Prisca medicina*, § II.

paraissent être des phlegmons érysipélateux, à une constitution épidémique saisonnière (1); il dit encore : «Valde
» autem multis contingerunt erysipelata permanebuntque
» per æstatem et sub autumnum (2). »

Il parle de la rougeur du corps alternant avec le mal de
gorge, ce qui n'est pas moins singulier que l'érysipèle de
la matrice (3). « Dolor crura et lumbos pervenit, corpus
» pustulis refertum est..., prægnantes interficit. » On
trouve aussi décrit un érysipèle du poumon *maladie
des ivrognes*, et tenant encore à d'autres causes, accompagné de vomissement, de pituite et de bile (4).

Dans les plaies de tête, Hippocrate signale l'apparition
d'une tumeur qu'il appelle érysipèle, c'est l'érysipèle du
cuir chevelu et de la face. Témoin ces lignes : « Tumor
» rubicundus ad erysipelatis naturam accedens in facie
» et oculis utrisque... febris et rigor corripiunt. Inter-
» dum ulcus se recte habeat (5). » Dans les *Prorrhétiques*,
Hippocrate semble faire une distinction dans le feu sacré,
« ut minimum periculi habet ex his qui serpunt. » Il avait
vu l'érysipèle traumatique; il dit en propres termes
qu'il faut purger le malade si l'érysipèle survient à une
plaie (6). Il juge l'inflammation de l'oreille mortelle, et
la description qu'il donne de cette inflammation ressemble un peu aux oreillons et beaucoup à ces érysipèles
du cuir chevelu étendus aux oreilles, et qui leur donne

(1) *Epidemies*, liv. III.
(2) *Epidemies*, liv. III, texte 23 et ap. 15, s. I.
(3) *De natura muliebri*, S. V., p. 567, éd. Foës.
(4) *De morbis*, p. 453, éd. Foës.
(5) *De vulneribus capitis*.
(6) *De ulceribus*.

cet aspect particulier qu'on retrouve dans la description d'Hippocrate (1).

Enfin tout le monde connaît le mot d'Hippocrate pour la rétrocession de l'érysipèle : Ἐρυσίπελας ἔξωθεν καταχεόμενον ἔσω τρέπεσθαι οὐκ ἀγαθὸν. Ἔσωθεν ἔξω ἀγαθὸν (2). Hippocrate encore, par des sentences dispersées dans ses divers livres, nous indique différentes conditions dans lesquelles il a vu l'érysipèle autour d'un os dénudé, etc. (3).

Une école sortie des livres d'Hippocrate n'ajouta rien aux travaux de ce grand homme jusqu'au moment où la philosophie de Platon, d'Aristote et des stoïciens introduisit, pour la première fois, le spiritualisme en médecine. Cet art s'arrêta alors dans la voie du progrès où le médecin de Cos l'avait engagé ; mais, par une espèce de compensation, Aristote, qui ne s'était pas exclusivement voué aux spéculations métaphysiques, s'étant occupé avec génie de l'étude des faits naturels, donna une impulsion aux recherches anatomiques. Érasistrate, Hérophile sont connus pour leurs découvertes anatomiques, et dans leur médecine, tout hippocratique du reste, ils concilient la théorie ébauchée de l'âme avec l'anatomie, et avec les stoïciens et Aristote, ils conçoivent l'âme comme une vapeur exhalée du sang ; pour ce qui a trait à notre sujet, Galien nous apprend (4) que Érasistrate était d'avis que, pendant la diète, le cœur retire plus facilement e sang retenu dans les artères, « quo sane ita

----

(1) *Epid.*, lib. IV.
(2) *Aph.* 25, sect. VI, — et à peu près de même dans Coaques, 356.
(3) *Aph.* 19, sect. VII.
(4) *De venæ sectione.*

« peracto inflammationes minus contingent », et il prescrivait, comme Hippocrate, la diète pour les blessés.

Le spiritualisme médical de l'antiquité n'avait pas manqué de provoquer l'élévation d'une théorie contraire. L'école des empiriques, avec Gorgias, Héraclide (de Tarente), Sostrate et Héron, avait surtout en vue la thérapeutique. L'expérience accidentelle par essai, par imitation, était un excellent point de départ; mais les connaissances anatomiques étaient encore trop peu avancées pour que les empiriques pussent l'emporter. Cette école a créé des méthodes de traitement, mais elle n'a rien écrit que nous devions citer ici.

En même temps que les écoles d'Alexandrie et d'Asie Mineure brillaient avec éclat, Rome restait à peu près étrangère au mouvement des sciences. Caton (1) donna bien quelques indications de médecine pratique pour le pansement des plaies, mais on trouve dans ce qu'il a écrit beaucoup de ces remèdes superstitieux qui rappellent les premiers temps de la médecine religieuse des successeurs d'Esculape. Il n'y eut de médecins honorés à Rome qu'à partir d'Asclépiade (de Bithynie), ce médecin grec qui vint apporter à Rome une théorie nouvelle des maladies fondée sur la seule étude des causes, et une thérapeutique facile, qui plut aux maîtres du monde. La doctrine méthodique fut instituée. Thémison, le disciple d'Asclépiade, établit les bases d'une nouvelle médecine, toute conjecturale.

De tout temps, il y a des esprits qui restent inaccessibles aux séductions des théories et qui envisagent les faits

______

(1) *De re rustica.*

tels qu'ils se manifestent, et qui ne comprennent pas que 'on puisse fonder une méthode ou une théorie sur une hypothèse. Celse fut de ce nombre. Sans s'arrêter aux théories de la vie, il poursuivit l'étude des faits ; il ne fut ni dogmatiste, ni empirique, ni pneumatiste, ni méthodiste. Aussi nous a-t-il laissé sur l'érysipèle un chapitre qui peut compter parmi les meilleurs dans ce genre. Bien que le prolixe Galien ne parle pas de cet auteur, Celse n'en reste pas moins une autorité, surtout pour notre sujet.

Comme Hippocrate, Celse étudie les plaies et leur traitement ; il pose en principe qu'il faut sur-le-champ donner tous les soins pour empêcher l'hémorrhagie et l'inflammation ; il dit qu'il est bon de laisser dégorger les plaies et recommande de les bien nettoyer. Un cataplasme émollient convient si la partie est d'une texture molle ; il croit bon de ne point nourrir les blessés, mais on doit avoir égard aux forces des malades, et si on les nourrit, il faut donner une alimentation légère. La tuméfaction d'une plaie dénote une grande inflammation.

Il n'est pas mauvais de faire vomir les blessés.

Celse conseillait de laver les plaies après le troisième jour, et surtout de ne jamais les laisser dessécher.

Si l'inflammation est considérable, s'il n'y a aucune apparence que les bords se réunissent, on a recours aux suppuratifs ; on se sert d'eau chaude pour résoudre l'engorgement, amollir les duretés et accélérer la formation du pus (1).

Celse dit que, lorsque la plaie est détergée, l'eau chaude

____

(1) Celse, lib. V, sect. XXVI, trad. Fouquier, 1824.

ne convient plus que pour emporter la sanie. L'emplâtre tétrapharmaque, la charpie mêlée avec l'huile rosat, conviennent bien pour la régénération des chairs; mais ce qui valait mieux, à son avis, c'est l'usage modéré du bain. Les aliments d'un bon suc doivent alors être donnés. Le vin est contraire dans toutes les blessures.

Comme ses prédécesseurs, Celse rangeait l'érysipèle parmi les inflammations. Tout ce que nous venons de rapporter trouve donc ici sa place. Les passages suivants sont encore plus importants.

Celse a décrit aussi une complication des plaies que l'on appelle aujourd'hui *érysipèle gangréneux*, et qui, selon notre auteur, atteint les vieillards et les hommes d'une mauvaise constitution. Il explique très bien la propagation de l'inflammation.

« L'érysipèle, dit Celse, survient non-seulement à la » suite des plaies, mais encore indépendamment de toute » blessure; il est même quelquefois, dans ce cas, plus » dangereux, surtout s'il occupe les environs du cou ou » de la tête. »

Puis vient une longue liste de moyens thérapeutiques contre l'érysipèle, des topiques répercussifs et rafraîchissants, la céruse étendue avec du suc de solanum ou de la terre cimolée, délayée dans de l'eau de pluie, ou de la farine détrempée dans de la même eau; puis il prescrit d'appliquer par-dessus une feuille de bette, et par-dessus un linge trempé dans l'eau froide; il prescrit encore ce liniment : soufre, céruse et safran, de chacun 12, broyés dans le vin. S'il y a des duretés, on broie des feuilles de solanum, et on les incorpore dans de l'axonge.

Celse ajoute : Si l'érysipèle offre une couleur noire, mais s'il ne s'étend pas aux parties saines..., il y a là une confusion. Celse rapporte à l'érysipèle un mal qui ne ressemble en rien à ce qu'il a décrit plus haut, et qui paraît être la gangrène survenant autour des vieux ulcères ou des plaies enflammées.

Le feu sacré, dans Celse, n'a aucun rapport avec l'érysipèle ; c'est là une erreur à relever chez beaucoup d'historiographes médicaux.

« La peau est raboteuse, parce qu'elle est recouverte » de pustules très rapprochées, fort petites et d'une égale » dimension entre elles. Ces pustules sont presque tou- » jours remplies de pus et souvent accompagnées de rou- » geur et de chaleur. Le mal s'étend quelquefois d'un » autre côté, tandis que celui qui a d'abord été attaqué » se guérit. Quelquefois les pustules venant à se rompre, » ne forment qu'un ulcère d'où découle une humeur qui » tient le milieu entre le pus et la sanie. » Voilà une description qui ressemble singulièrement à de l'eczéma. Le reste de la description laisse cependant des incertitudes ; Celse dit que ce mal attaque la poitrine, les côtés et surtout la plante du pied. Sous le nom de *feu sacré*, on comprenait sans doute le zona, le pemphigus, et peut-être le psoriasis plantaire ou l'eczéma fendillé des parties dont l'épiderme est épais.

On ne comprend pas bien non plus la seconde espèce de feu sacré qui est décrite par Celse ; elle a beaucoup de caractères de l'eczéma, surtout à ce trait : « Cette seconde » espèce attaque presque toujours les personnes avancées » en âge et se manifeste principalement aux jambes. »

Du reste, dans l'*ignis sacer*, il n'y a pas de fièvre; ou, si elle existe, elle est « le remède naturel pour le mal. »

Toute une longue suite de médecins dont les noms nous ont été conservés par Celse, Galien, Aétius, Oribase, remplirent un siècle entier sans apporter de nouveautés que nous ayons à signaler. Depuis le *Traité de chirurgie* perdu de Philoxène, depuis Antonius Musa, le méthodiste qui mit en honneur les fomentations froides, d'où le mérite attribué à Musa d'avoir inventé l'hydrothérapie, jusqu'à Scribonius Largus, qui décrivit le zona (1), rien de nouveau. Ce n'étaient point les hommes comme Xénophon et Pamphile, cités dans Tacite comme ayant été soupçonnés de participation à l'empoisonnement de Claude (2); ce n'étaient point les médecins spécialistes, oculistes, dentistes, herniaires, lithotomistes, phlébotomistes, etc., dont Suétone nous a conservé la désignation; ce n'étaient point non plus les Ménécrate, les Anthéro, les Bassus qui pussent quelque chose.

Un nouveau champion du méthodisme, Thessalus, fit plus de bruit et modifia les idées de Thémison, et il établit en principe, nous dit Galien (3), qu'il fallait ôter tout ce qui est étranger à l'égard du corps ou de son état naturel. Aussi prescrivait-il sur les rougeurs des jambes ou d'autres parties des sinapismes, des révulsifs en un mot.

Outre Thessalus et les grandes individualités, comme Arétée, Léonide et Antyllus, l'histoire de la médecine est

(1) *Compendium*, 53.
(2) *Annales*, lib. XII.
(3) Introduction.

chargée de noms comme Épigonus, Zénon, Harpocras, Magnus (d'Éphèse), le cosmétique Criton, Apollonius (1), qui n'étaient guère connus que par des formules. Pline ne nous a conservé le souvenir d'un certain Xénocrate que pour blâmer justement une pharmacopée immonde qui rendit nécessaire Dioscoride, célèbre du reste par sa thérapeutique, et par cet axiome, que les corps gras sont nuisibles pour les pansements. Andromaque, Lycus, suivirent les traces de Dioscoride, mais restent moins connus.

Mais pendant que Rome cessait d'être un centre d'instruction, les autres villes voyaient s'élever dans leur sein des individualités remarquables. Arétée (de Cappadoce), l'émule d'Hippocrate; Pline (2), qui, professant un goût particulier et une certaine compétence en médecine, dans son XXIVe livre, décrivit bien le zona, comme Scribonius Largus antérieurement; Soranus et Cœlius Aurelianus, l'accoucheur Moschion, un des Hérodote qui fit une étude approfondie du bain. Enfin des auteurs comme Archigène (d'Apamée), qui avait vu les érysipèles de la face à la suite des plaies de tête, puisqu'il dit que le pronostic des plaies de la tête est peu grave lorsque les bourgeons se sont formés, et que l'érysipèle qui couvrait la face a disparu. Héliodore, qui proposa le débridement des plaies de tête pour prévenir l'inflammation. Puis, à côté d'une foule d'écrivains obscurs, nous voyons paraître Rufus (d'Éphèse) et Léonide, dont la plupart des écrits ne sont connus que par Aétius (3), Galien et surtout Paul d'Égine,

(1) Galien, *De remed. facile.*
(2) *Histoire naturelle.*
(3) Aétius, sect. II et IV, éd. Cocchi.

qui semblait avoir une prédilection pour ces auteurs. Enfin
Antyllus qui, dans son *Traité sur la saignée*, dit : « Les
» constrictions trop fortes, chez les personnes délicates,
» produisent des érysipèles et des abcès. » Il parle d'une
façon étendue des scarifications dans l'inflammation et
probablement dans l'érysipèle, et pour préparer les parties,
il prescrivait un bain (1).

Puis apparaît Galien (2), de Pergame, sous le règne de
Marc Aurèle. Critique quelquefois partial, cet érudit de
l'antiquité eut le mérite de replacer le progrès médical
dans sa vraie voie, en attaquant tous les systèmes qui
s'étaient élevés autour des traditions hippocratiques, et en
constituant ce que nous pourrions appeler le positivisme
de l'antiquité.

Galien essaya une théorie médicale. Bien qu'il procédât
franchement d'Hippocrate et un peu d'Asclépiade, il fonda
ses doctrines médicales sur la physiologie, sa physiologie
sur la physique, sa physique sur la philosophie, qui était
alors non plus seulement une spéculation sur la métaphysique, mais bien une étude des phénomènes de la
nature. Galien comprenait peut-être déjà le mot de Newton : il n'y a pas de faits isolés.

Ce médecin s'est vu attaqué après avoir été pendant
quinze siècles la grande autorité des médecins de
toute école ; en a-t-il perdu pour cela le mérite d'avoir
fourni à la médecine autre chose que des curiosités biblio-
graphiques ? Non certes. Galien avait fait tout ce qu'il
pouvait faire, et il a posé des principes qui sont encore

(1) Dujardin, *Hist. de la chir.*, t. II, l. V.
(2) Galien, *Comp. med. sec. loc.*, lib. III, et *coll.* d'Oribase.

journellement mis en pratique; Beaucoup des campagnes heureuses contre les livres galéniques après un triomphe éclatant, n'ont été qu'un succès d'une année. Et si l'on a renversé, par exemple, la théorie des esprits vitaux formés dans le foie, organe fabricateur du sang, les travaux modernes, en plaçant le foie parmi les glandes vasculaires sanguines, n'ont-ils pas, à part les expressions devenues insuffisantes, rétabli en la démontrant la valeur de la conception de Galien? Bien plus, la théorie des altérations du sang, entrevue par Galien comme cause de maladies, n'a-t-elle pas encore de nos jours été l'objet de nouvelles démonstrations?

Les reproches que mérite Galien sont sa prolixité, sa partialité envers les auteurs qu'il cite. C'est encore une diffusion de son style, qui était une conséquence de la décadence des lettres, manifeste déjà dans tout l'empire romain.

Galien parle de l'érysipèle ; dans un grand nombre d'endroits on ne trouve point, comme dans Celse, une description de cette maladie.

Galien dit, avec Hippocrate, que la bile, humeur fondamentale, produit l'érysipèle par son abondance contre nature, par son mélange avec le sang. Il cherche à séparer quelques maladies de l'érysipèle en établissant une division de l'érysipèle; et il a une tendance à localiser cette inflammation à la peau dans ce qu'il désigne sous le nom d'érysipèle exquis (1).

Les causes (2) de l'érysipèle sont étudiées, et nous y

(1) *Ad Glaucon.*
(2) *De causis morborum*, lib. I.

trouvons la chaleur extérieure, les aliments échauffants,
la putréfaction des matières stercorales, la lassitude, un
exercice immodéré, la colère. A propos de l'érysipèle de
la face, Galien fait cette réflexion : « L'érysipèle survient :
« diuturnæ moræ in locis soli expositis nudis totum cor-
» pus quibus vestibus operti sunt solum caput. » C'est
l'érythème par insolation ; mais on peut se demander si
l'opinion de Galien n'était pas que l'érysipèle en général
se porte de préférence aux parties découvertes.

A propos de l'épidémicité de l'érysipèle, Galien dit :
« C'est au commencement de l'été et à la fin du printemps
que les érysipèles apparaissent le plus souvent : «Quando
»(sanguis) impetum fecerit ad aliquam corporis partem
»aliis debiliorem in ipsa vel inflammatio, vel erysipelas,
»vel aliud operitur (1). »

En fait de traitement (2), bien que Galien admette la
saignée bonne pour l'inflammation en général, il pense
ainsi pour le traitement de l'érysipèle : « Non tamen ex
»vena in talibus sanguinem mittere tantum modo expur-
»gare sufficit. »

L'érysipèle survenant après les plaies de tête, le pronostic, la métastase de l'érysipèle sont empruntés à Hip-
crate, et toute la collection des médicaments topiques
cholagogues se trouve réunie en nombre considérable
dans le livre qui est attribué à Galien : *De remediis facile
parabilibus.*

Après Galien nous ne trouvons plus d'individualités
saillantes ni dans les archiatres impériaux ni dans les

____

(1) *Comm.*, ap. 15, sect. I.
(2) *Ad Glaucon*, lib. II, et *Meth. med.*, lib. XIV.

écoles; il nous faut arriver jusqu'au règne de Julien pour trouver des hommes célèbres. C'est d'abord Oribase, qui commença la série des compilateurs. Aétius, Alexandre de Tralles et Paul d'Égine nous mènent jusqu'au VIIe siècle de l'ère vulgaire, et jettent sur l'école d'Alexandrie un dernier éclat.

Parmi ces auteurs, Alexandre de Tralles et Paul d'Égine sont les plus originaux : Alexandre préconisa le vésicatoire comme dérivatif contre l'érysipèle (1).

Paul s'exprime ainsi dans sa préface : « Compendium hoc » ex veteribus collegi... optima quæque ex ipsis selegi (1). » Cet auteur, dans le chapitre *De inflammatione cerebri*, *de erysipelate cerebri*, paraît avoir confondu plusieurs affections ; mais il donne quelques caractères de l'érysipèle du cuir chevelu.

Dans un autre chapitre il met le feu sacré dans l'érysipèle ; c'est une des premières erreurs historiques et critiques sur les anciens, et surtout Celse, dont nous avons vu la description. Mais Paul a pris surtout modèle sur Galien ; il y définit l'érysipèle : « Humorem ex ferventi et » tenui sanguine conflatum privatim quidem et proprie » erysipelas qui sacer ignis dicitur. » Il commence une division de l'érysipèle « Ubi sanguis excellebat inflam- » mationem erysipelaceam, ubi bilis flava præpollet ery- » sipelas inflammatum. »

Pour ce qui est de la thérapeutique, Paul avait fait un choix, et l'on peut voir ce que devaient être tous les mé-

---

(1) Alexandre de Tralles, *Artis medicinæ*, principes de H. Etienne.
(2) Paulus Æginetæ, trad. Gunth. d'Andernach, 1532, Paris, préface, *De arte medica*, et liv. III et IV.

dicaments usités, en considérant les propositions de notre auteur. Il prescrit en dehors de la saignée du bras, au début de la maladie, tous les médicaments « quæ refrigerent » cum humiditate, non astringant. » C'est un curieux assemblage de topiques dans lesquels entraient ces plantes: *Sempervivum, Portulaca, Psyllium, Lenticula Palestris, Seris, Cucurbita, Solanum, Altercum, Lactuca, Glaucium, Apium, Rhamifolia,* seuls ou unis à de la mie de pain ou du cérat.

L'opium brut, la ciguë, la mandragore, le cérat avec des feuilles de rose, mêlés à de l'huile et sans sel, le tout arrosé d'eau autant que possible, avec la recommandation d'ajouter un peu de vinaigre pour tempérer l'eau,—de la farine mêlée à quelque herbe servait à tenir les membres froids ; ainsi que des feuilles grasses avec quelques-unes des herbes citées, la céruse, la terre cimolée, la terre de potier avec le suc de solanum, de la litharge (*spuma argenti*) avec de l'onguent rosat, de la chaux avec de l'huile, de la céruse avec du vinaigre, du lycium, le suc d'acacia avec du vinaigre, le vin sulfuré, la menthe avec l'*Oxyrhodinum.*

La rue avec l'absinthe, le vinaigre, l'huile mêlée à de la litharge avec du suc de poireau et de betterave ; la litharge, la céruse, le safran, le soufre mêlés à froid avec l'opium constituaient des topiques.

Puis il y a dans cet article trois formules d'emplâtres composés, parmi lesquels le suivant : cérat, 3 p. ; herbe de pariétaire, 3 p.; œufs, 6, et onguent rosat, 4.

Paul citait encore le cataplasme de farine crue, les lotions avec l'eau chaude, avec l'eau de mer, ou tempérée avec du vinaigre; puis il cite les scarifications sur les membres atteints d'érysipèle ; enfin, il signale en passant qu'il faut recourir, en cas de complication, aux médicaments appropriés.

Ainsi l'antiquité considérait l'érysipèle avec le phlegmon et toutes les rougeurs cutanées, à part l'herpès et probablement le zona, Scribonius Largus et Pline, comme une inflammation déterminée grâce à une altération du sang par la bile, naissant sous des influences variées.

Les médecins ne voyaient dans l'érysipèle que le mal extérieur ; les accidents généraux étaient une métastase.

Le traitement se composait de trois ordres de médicaments : la saignée, les médicaments cholagogues et les topiques ; le régime était aussi un moyen puissant, soit pour prévenir l'inflammation des plaies, soit pour favoriser l'action des médicaments.

Il est certain que les anciens ont vu l'érysipèle que nous voyons aujourd'hui ; mais ils ne l'avaient point isolé, leurs connaissances anatomiques ne leur permettaient point encore de localiser sa lésion. Ils se livrèrent à des conceptions ingénieuses, dont quelques-unes ont pu être vérifiées par l'expérience moderne.

Lorsqu'en 641 la ville d'Alexandrie fut tombée au pouvoir d'Amrou, lieutenant d'Omar, lorsque la bibliothèque des Ptolémées fut détruite, les savants se dispersèrent et le foyer d'instruction médical n'exista plus. Tout ce qui avait échappé aux subtiles superstitions des sectes du catholicisme naissant fut anéanti par le dernier système religieux, qui, jaloux encore de l'antiquité, semblait vouloir en détruire même le souvenir.

Depuis Paul d'Égine jusqu'aux beaux jours de l'école

de Salerne, il n'y eut rien de marquant en médecine. Nicetas recueillit bien les restes de la bibliothèque médicale dans une collection qui devint alors très précieuse, mais que pouvait-on faire à Constantinople, au milieu des défaillances et des disputes de l'empire d'Orient? D'un autre côté, en Occident, les moines et les prêtres faisaient des cures avec des paroles, des reliques, et le peuple avait une foi solide. Les moines médecins ne pouvaient donc point conserver la science médicale. Ce furent les Arabes qui se chargèrent de ce soin. Ils avaient retrouvé les livres d'Hippocrate, de Galien, d'Oribase, de Paul d'Égine.

Koreish, Honain, Sérapion, Al. Kendi, Rhazès, Avicenne, Mesue, Ali Abbas écrivirent des traités de médecine et de chirurgie modelés sur les médecins de l'école d'Alexandrie. Avicenne surtout se distingua parmi les Arabes, et nous fournit une conception plus avancée que celle de Galien sur l'érysipèle, qu'il fait survenir après des troubles digestifs : « Quoniam non est digestus sanguis » digestione convenienti naturæ (1), » et il constate que la face est le plus souvent le siége de l'érysipèle. Le reste de sa description est emprunté à Hippocrate et à Galien ; il parle de l'eau froide comme traitement dans l'érysipèle. Dans le passage d'Avicenne il est à remarquer encore que les Arabes, si partisans du feu, n'ont pas songé à l'appliquer dans l'érysipèle. Parmi les Arabes d'Espagne, il n'y a rien de plus à noter. L'*alsarafa faciei*, d'Albucasis (2), paraît être un érysipèle de la face, et l'auteur prescrit dans les cas de ce genre la saignée et les ventouses.

(1) *Canon* d'Avicenne, trad. Gerh. de Crémone, t. I.
(2) Albucasis, in-f°, Venise, 1520.

La pointe de l'Italie qui répond aux Calabres et à l'ancienne grande Grèce, par sa position reculée, par son climat, peu fait pour tenter les barbares que les splendeurs de Rome avaient tant de fois arrêtés, échappa aux invasions. Il restait dans ces contrées des traces de civilisation. La patrie de Pythagore, d'Empédocle, d'Héraclide se réveilla, et l'école de Salerne, vers le xe siècle, commença à relever, en Occident, les études médicales (1), avec Gariopontus, Trotula, Constantin l'Africain, Gerhard (de Crémone), le premier traducteur des Arabes, Hugues (de Lucques), Guillaume de Salicet et Lanfranc, dans les autres villes de l'Italie, suivirent le mouvement. En France, Charlemagne avait donné une impulsion aux études littéraires. L'école de Paris se forma à un moment où déjà l'école de Montpellier était célèbre par les écrits d'Arnaud de Villeneuve. Le voyage de Lanfranc à Paris fut une nouvelle occasion de progrès. De la grande chirurgie de Lanfranc sortirent les écrits originaux de Pierre de la Brosse Pitard, de Mondonville. M. Malgaigne, dans sa remarquable préface d'Ambroise Paré, dans ce monument d'histoire médicale, a donné une longue suite des noms de ces hommes obscurs jusqu'à lui qui, en France, en Allemagne, en Angleterre et en Italie, relevèrent la médecine et préparèrent l'éclat de la renaissance.

Guy de Chauliac et ses commentateurs, puis A. Paré, restent les deux célébrités du moyen âge jusqu'aux réformateurs et aux hippocratistes modernes. Guy de Chauliac est un arabiste; il a servi de transition entre les Arabes et les modernes comme un bon nombre de méde-

____

(1) Préface de M. Malgaigne, édit. Amb. Paré.

cins de l'école de Salerne. Son livre contient sur l'érysipèle des commentaires originaux où l'on retrouve comme base la doctrine de Galien, reproduite et interprétée par Avicenne et Ali Abbas en particulier. Voici ce que dit l'arabiste de Montpellier, le modèle de Tagault, Dalechamp et Falcon (le traducteur de Guy de Chauliac en langue vulgaire).

Guy de Chauliac, le propagateur, en France, de la médecine arabe, et qui a été appelé le père de la chirurgie française, parle, à l'article des plaies, de l'intempérie qui les complique. Il se pourrait faire que l'intempérie chaude, qui se connaît par la rougeur de la partie et des vessies élevées, fût une espèce d'érysipèle. L'érysipèle est une maladie propre de la peau. Il y a deux espèces d'érysipèles, un vrai, un bâtard ; le vrai vient de la bile naturelle, mêlée à du sang subtil, le bâtard de la bile non naturelle. La tumeur bilieuse, non ulcérée, est un érysipèle. Guy s'appuie ici sur Galien directement ou par l'intermédiaire d'Avicenne. Après une dissertation sur la bile ou plutôt les biles non naturelles d'Avicenne et d'Ali Abbas, il établit, avec Galien, que la bile naturelle et louable, qui n'est qu'un sang subtil, fait l'érysipèle vrai ; que la bile non naturelle donne lieu à trois érysipèles, le phlegmoneux, l'œdémateux et le squirrheux.

L'érysipèle de Guy de Chauliac reconnaît encore des causes primitives antécédentes et conjointes, comme dans Galien. La symptomatologie est brève : rougeur disparaissant sous le doigt, fièvre plus grande que dans le phlegmon, tous les signes par lesquels on connaît que la bile domine par-dessus les autres humeurs.

L'érysipèle vient ordinairement au visage; « il commence à prendre le bout du nez, d'où il se répand partout, à cause que l'humeur biliaire est très subtile, et que
la peau du visage est fort délicate. L'érysipèle est compliqué d'accidents qui obligent de modifier la méthode
régulière du traitement. Il a des mouvements semblables
à la fièvre tierce, à cause des rapports de leur matières.»

Dans le traitement, quatre indications :

1° *Régime*. Entre autres prescriptions, abstinence de
vin, rafraîchissants, avoir le ventre libre, pas d'aliments
chauds, gras, onctueux, âcres ou piquants.

2° Régler la matière antécédente; purgations, saignées.
Il parle de remèdes spécifiques, l'électuaire de succoro-
sarum, l'eau de tamarin de Rhazès qu'il croit devoir agir
en aidant l'expulsion des humeurs par la transpiration
insensible, car, dit-il, l'érysipèle n'incommode pas tant
par la grosseur que par la violence de l'inflammation.

3° *Répercussifs*. Il recommande l'eau froide, d'après
Avicenne, et les remèdes de Galien.

4° Prévenir les accidents, la métastase ou rétrocession;
appliquer un traitement approprié.

Il est facile de retrouver dans ces lignes tout l'esprit
de l'antiquité (1).

Si la médecine ancienne revenait par l'intermédiaire
des Arabes, elle revenait aussi par les livres mêmes
d'Hippocrate.

Lainge (2) (1520), à Leipzick, écrivit un livre qui fait,
à juste titre, considérer l'auteur comme un des restau-

(1) Guy de Chauliac, *Traité des plaies*, édit. Mingelhousaulx.
(2) *Op. omnia.*

rateurs de la médecine grecque. Dans l'inflammation, suivant lui, le sang en mouvement est vicié ; il s'arrête dans les pores qui ne le laissent plus retourner au cœur.

Lange répète, du reste, ce qui a été dit de l'érysipèle en général, soit spécialement pour la face ; seulement il ajoute : « Solet hæc inflammatio tanquam symptomata » venire, quamvis non raro est solitarie morbum consti- » tutum tam in partibus internis epate, ventriculo, liene, » quam externis manibus tibiis capitis (1). »

On ne comprendrait ni Ambroise Paré, ni Lange, ni Fabrice d'Aquapendente, ni une foule d'autres auteurs si l'on ne se rappelait la description de l'érysipèle de l'utérus d'Hippocrate. Le culte exagéré de l'antiquité ou des auteurs en vogue, réagissait sur l'observation. A. Paré et les autres avaient fait une concession à l'autorité tradi- tionnelle ; mais ce qu'il est facile de voir, c'est que, plus on s'éloigne d'Hippocrate, plus les descriptions des érysi- pèles internes sont courtes. Voyez Ambroise Paré ; il s'est borné à dire sans détail que l'érysipèle qui vient à la matrice est mortel.

M. Malgaigne fait justement honneur à Ambroise Paré d'être l'un des chefs de la chirurgie française. Avant Paré, les chirurgiens, à part Guy de Chauliac, se mode- laient sur les moines médecins auxquels, par dignité, le concile de Tours avait défendu la pratique manuelle de la chirurgie. Les opérateurs n'étaient que barbiers, et les grands chirurgiens se bornaient à faire des prescriptions. Aussi les livres de chirurgie des médecins de Paris anté-

______

(1) C'est sans doute ce qui a fait penser que dans l'érysipèle Lange com- prenait toutes les rougeurs possibles.

rieurs à 1575 manquent-ils tous du côté pratique qui distingue Guy de Chauliac et A. Paré; cependant, pour ce qui a trait à notre sujet, notre auteur n'est pas à la hauteur de ses chapitres sur les plaies et les opérations.

La chirurgie d'Ambroise Paré (1) (1575) nous apprend qu'à l'époque où vivait le médecin français, l'érysipèle pouvait être considéré comme une inflammation fort ardente, engendrée par la *cholère* ou par le sang tourné en cholère; c'était à peu près la doctrine de Galien.

L'esprit scolastique préside à la division des causes : cause primitive, coup, violence, plaie; cause antécédente, abondance de cholère; cause conjointe, multitude de sang amassé et imparfait à la partie affligée.

Puis suivent des espèces d'aphorismes. L'érysipèle qui occupe la face est dû à une subtilité de la cholère; aux plaies, l'érysipèle est d'un mauvais signe; et enfin cet aphorisme, *l'érysipèle qui vient à la matrice est mortel.* Ceci, posé sans commentaire, jette dans de grandes perplexités. Qu'a voulu dire Ambroise Paré? Est-ce un l'érysipèle interne? est-ce la fièvre puerpérale? est-ce la gangrène de la vulve?

Les remèdes d'Ambroise Paré, peu nombreux, sont tous des remèdes empruntés aux anciens sous la même forme, ou suivant de nouvelles combinaisons plus modernes.

À côté de ce grand homme, dans toute l'Europe, des livres excellents parurent soit sur la médecine et la chirurgie réunies alors, soit sur des sujets spéciaux. En

______

(1) A. Paré, édit. Malgaigne.

France, Dalechamp, Habicot ; en Italie, Franco Marianus
Sanctus, Jean des Romains, M.-A. Blondus (1), Mercuriali,
Massa, Fabrice d'Aquapendente ; en Allemagne, Gérôme
de Brunswick, von Gerdsorf, Roeslin, laissèrent des écrits
partout cités, et qui ont traité, en passant, plus ou moins
longuement de l'érysipèle. Parmi ces auteurs, un surtout
mérite notre attention.

Fabrice d'Aquapendente (2) (1592) relève l'erreur faite
à propos de Celse, et du feu sacré réuni à l'érysipèle ;
nous avons vu plus haut le texte de l'auteur latin. Avec
Galien, Fabrice d'Aquapendente admet que l'érysipèle
est formé par la bile, l'atrabile en particulier, qui s'est
formée dans l'estomac de mauvais aliments, ou par la
bile qui provient du foie, soit de l'*alimenteuse* ou de
l'*excrémenteuse*. L'union de la mauvaise bile avec le sang
donne l'érysipèle phlegmoneux ; son union avec la pituite
donne l'érisypèle œdémateux. L'érysipèle peut arriver
aux parties internes comme aux externes, mais l'auteur
dit qu'il ne veut parler que des érysipèles externes.

Voici un passage que nous croyons devoir transcrire :

« L'érysipèle peut arriver à toutes les parties exté-
» rieures du corps, mais particulièrement à la face et au
» nez, d'autant que ces deux parties rougissent facilement
» d'un sang très subtil. Qui plus est, ce mal vient souvent
» aux jambes, à cause que la nature, irritée par un sang
» bilieux, le pousse facilement aux émonctoires des aines,
» d'où il descend peu après sur les jambes, et de là vient

(1) Qui fit un livre que nous regrettons de n'avoir pu nous procurer, il
traite du pansement des plaies : *De vulneribus citissime sanandis.*
(2) Fab. d'Aquapendente, chap. VIII, Ire partie, liv. I, du *Pentateuque.*

» que ceux qui ont mal en ces diverses parties sentent
» premièrement des douleurs autour des aines du même
» côté, avec tension, et quelquefois des tumeurs, des
» glandes qui y sont. Or, l'érysipèle s'engendre en été
» et en hiver; en été, à cause de la grande quantité
» d'humeur bilieuse qui prédomine en cette saison-là;
» en hiver, à cause de la constipation des pores du
» cuir. »

On voit que l'engorgement des lymphatiques, dans
l'érysipèle, était déjà connu à cette époque, et que les
érysipèles semblaient peut-être soumis à l'influence épidémique, commune pour toutes les maladies, aux renou-
vellements de saison.

Fabrice renvoie aux signes de l'érysipèle marqués dans
Galien et Avicenne, et il reprend et complète les vraies
distinctions et différences de l'érysipèle et du phlegmon
en huit points, établis avec une lucidité remarquable.
Le dernier surtout mérite d'être rappelé :

« La dernière et principale est que le phlegmon est
» toujours attaché à une seule partie, laquelle il ne quitte
» jamais qu'en guérissant, au lieu que l'érysipèle croît,
» se traîne et change de place, qui est peut-être la cause
» qu'on l'appelle érysipèle, d'autant qu'il fait toujours
» rougir les parties voisines. Pourquoi, s'il nous arrive
» de voir une tumeur qui soit rouge et parsemée de
» rouge clair, qui élève médiocrement ou presque point
» la partie en tumeur, qui soit extraordinairement chaude,
» accompagnée d'une douleur poignante, qui cède à l'at-
» touchement sans résistance et sans tension, et qui fina-
» lement occupe tantôt une partie, tantôt l'autre, nous

» pouvons dire assurément que cette tumeur est un vrai
» et exquis érysipèle. »

Dans le pronostic, l'auteur rappelle l'aphorisme d'Hippocrate que, quand l'érysipèle rentre, il se fait une
phénésie ou *squinance;* puis le commentaire de Galien
des *Épidémies* d'Hippocrate, que l'érysipèle pestilentiel,
celui qui se couvre de noirceurs ou pustules, est mortel.
Fabrice ne parle pas de cet érysipèle avec intention; il le
dit, du reste.

Le traitement est rationnel; deux méthodes se présentent, ou répercuter, ou évacuer l'humeur, « soit sensi-
blement, en la scarifiant, soit insensiblement, en la con-
vertissant en exhalation. »

Fabrice songe à la prévoyance du corps (hygiène du
temps que l'on appelait encore à cette époque *diette*). Il
faut, suivant lui, entretenir dans la pièce un air froid et
humide en été, donner principalement des aliments froids
et humides. Il recommande les laitues froides, lavées et
consommées sans autre apprêt; l'eau panée, l'eau d'orge
avec un peu de suc d'oseille ou avec un peu de suc de
grenade; on ne boira pas de vin, on évitera les viandes,
on tiendra le ventre libre, on se gardera de toutes les
passions d'esprit qui peuvent procurer ce mal, comme
la colère, les querelles et autres semblables.

Fabrice défend la saignée contre Galien avec Celse,
Aétius, Paul d'Égine, Théodore Priscien, Avicenne,
Actuarius(1), Ali Abbas, surtout dans l'érysipèle de la tête.
Puis il indique des purgatifs variés, le vomitif même (sa

(1) Dernier médecin grec de Constantinople, vers le XIIIᵉ siècle.

pharmacie est prolixe); une foule de mélanges de plantes et d'eau, le petit-lait de Galien, et des sucs de plantes différentes appliquées sur la région du foie.

Les topiques ne sont pas moins variés; ils sont empruntés à Galien : ce sont d'abord les réfrigérants, parmi lesquels se trouve son cérat; la poussière de nid d'hirondelle d'Aétius, les digestifs ou discussifs, le scordium.

Il est recommandé de n'user de remèdes réfrigérants que quand les remèdes cholagogues ont été employés. Fabrice blâme les topiques réfrigérants sur la face, et les astringents, comme le verjus.

Le chapitre où Fabrice d'Aquapendente parle de l'érysipèle de la face est remarquable (1). L'érysipèle, suivant lui, vient à tout âge, en tout temps, mais plus aux saisons où l'air est intempéré.

Les causes des érysipèles sont doubles, externes et internes. Les externes sont : une plaie, une contusion, l'insolation et autres semblables choses après lesquelles survient la fluxion; l'usage des épiceries et des grands vins et autres aliments qui échauffent outre mesure. Les internes sont : l'intempérie chaude du foie, l'abondance de sang cholérique, la fluxion des humeurs. A part la forme, ces dernières causes ne sont-elles pas admises aujourd'hui sous le nom d'embarras gastrique, de constitution épidémique, bilieuse, fièvre bilieuse, etc.?

Le reste du chapitre n'est pas moins intéressant :

« L'érysipèle de la tête gagne aisément les membranes du cerveau, et, par ce moyen, suscite de grandes et

____

(1) Fab. d'Aquapendente, *loco citato*.

périlleuses maladies; celui qui vient sur le col produit une esquinancie en allant dans la gorge; celui qui va vers la trachée, ce qui arrive assez souvent, tombe dans les poumons et produit une péripneumonie ou toute autre maladie.

» Si la cause externe peut être emportée, le malade guérit. Si l'érysipèle est de cause interne, c'est-à-dire que le mal vienne du sang bilieux, il arrive que les plus petites veines, qui sont proches du cuir, se remplissent les premières ; puis les plus grosses, qui sont plus profondes, et finalement celles qui abreuvent le cerveau; d'où il arrive même que le cerveau s'enflamme par droit de contiguïté. »

N'est-ce pas là un premier pas vers ce que MM. Piorry et Malle ont produit sous une forme à peu près semblable?

Plus loin, Fabrice d'Aquapendente dit : « Comme l'érysipèle est toujours accompagné de fièvre, il arrive bien souvent qu'elle se trouve du nombre de celles qui sont malignes, et particulièrement s'il arrive à un corps disposé à icelle. »

Pour le traitement, l'auteur ne déroge pas aux anciennes traditions, sauf des indications jour par jour. Saigner le premier et le deuxième jour, appliquer des ventouses au troisième, un clystère au quatrième, un bain au cinquième, purger au sixième et continuer ainsi jusqu'à la fin ; ce n'est pas là la meilleure partie de l'article de Fabrice d'Aquapendente.

En même temps que tous les auteurs que nous venons de rapporter s'efforçaient de mettre la tradition médicale en rapport avec les faits, un homme survint qui, rempli d'imagination, poursuivi par le besoin du nouveau, plein de cet esprit de révolte contre les autorités immuables qui gouvernaient les idées du xvie siècle, en plein mouvement de réforme religieuse, entreprit de refaire la médecine en appelant à son aide l'astrologie et la magie, c'est-à-dire une chimie ébauchée.

Paracelse voulait voir quelque chose d'immatériel dans l'organisme humain, une force mystérieuse, un esprit vital, une mumie. Cette nouvelle doctrine, appuyée sur une théorie des acrimonies, des aigreurs, empruntée à Galien, eut un autre résultat pourtant ; la médecine chimique fut constituée en même temps que les discordes religieuses s'empressaient de se faire une arme de la nouvelle doctrine, car, il faut bien le dire, il se trouva un écrivain, Fuld (1), qui affirma que les maladies étaient produites par des démons qui gênaient l'esprit vital.

Paracelse (1566) (2) parle de l'érysipèle ; il est produit, suivant lui, par une aigreur qui gêne l'esprit vital, laquelle, il n'hésite pas à le dire, tient d'un sel vitriolé, et il prescrit l'antimoine.

Libavius, A. Sala, Sennert et tant d'autres prirent parti pour et contre la théorie chimico-métaphysique de la maladie, ou cherchèrent à concilier Galien et Paracelse. Sennert (1602), le plus remarquable des conciliateurs, nous apprend quelque chose de pratique.

Après avoir énuméré les causes des érysipèles (*De intemperie capitis cum bile* et autres), l'excès de travail, le défaut d'aliments qui se changent en bile, les

____

(1) *Médecine catholique*, 1629.
(2) *Opera omnia*. Venise, 1668.

médicaments chauds et secs, il dit : « Id facilius ita
» præstant si hominis temperatura sit calidior habitus
» corporis gracilis et ætas juvenilis (1). » Enfin, dans le
chapitre de l'inflammation de l'oreille, il décrit, comme
Hippocrate, un érysipèle du cuir chevelu parvenu à
l'oreille : « Ad malas et tempora usque sese excedenti,
» dolor vehementior et febris intensior. » Certainement,
les parotides, les abcès dentaires devaient être confondus
ici dans une même description.

Paracelse devint un chef d'école, un esprit hypothétique
ardent en sortit, Van Helmont. Ce médecin, à la suite
d'une gale pour laquelle il avait été purgé beaucoup et
sans succès, s'étant trouvé très affaibli, concluant comme
presque tous les créateurs de système, d'un fait particulier à une loi générale, se prit d'une ardeur belliqueuse
contre l'ancienne médecine et la théorie humorale. La
théorie de Paracelse avait des séductions, Van Helmont
transforma la mumie, l'esprit vital en archée, et fit de
toutes les maladies des colères de l'archée. C'était fort
pittoresque.

Le frisson dans les fièvres devint l'ébranlement de
l'archée ; la chaleur ses mouvements désordonnés. L'érysipèle n'échappa pas à des applications théoriques du
même genre.

Mais comme c'est le propre de l'humanité, que les
idées même exagérées aient leur utilité pour le progrès,
Van Helmont produisit une réforme dans la médecine.
Plus scientifique que Paracelse, il fut un des champions

______

(1) *Opera omnia, De morbis capitis,* lib. I.

de la médecine chimique. Sa théorie des ferments, ini-
tiaux de la fermentation dans l'estomac, était encore un
premier jalon pour l'étude des fonctions digestives, c'était
une interprétation plus avancée que l'ancienne théorie
de Galien, *de la Coction*.

Le XVIIe siècle vit s'élever des philosophes qui prê-
tèrent leur appui à la nouvelle médecine. Descartes,
Mallebranche, les deux spiritualistes modernes, ne furent
pas les moins utiles à la théorie du principe vital, dont
l'origine est dans les livres de Van Helmont (1) 1642.

D'un autre côté, les influences morales dans les maladies furent étudiées. Les troubles fonctionnels eurent
une importance plus grande, et Van Helmont ne manqua
pas de l'exagérer encore en déclarant que les paroles
étaient efficaces pour le traitement des maladies. C'est là
une erreur pardonnable à une époque où des gens sérieux
croyaient aux grands mystères et au grand œuvre.

Pendant ce temps d'autres hommes, conservateurs des
écrits d'Hippocrate, soutenaient l'ancienne médecine, et
contre-balançaient les exagérations du système nouveau.
C'est pendant ces moments de controverse que nous
voyons apparaître Fabrice de Hilden (1612), le restaura-
teur de la chirurgie en Allemagne; Mercati (1608), en
Espagne, à la cour de Philippe II, C. Magati (1616), à
Rome; Baillou (1640), à Paris; tous hippocratistes.

Fabrice de Hilden rapporte quelques observations
d'érysipèle. Mercati (2) admet que l'érysipèle vient, 1° parce
que la bile est mêlée au sang; 2° parce qu'il y a abon-

----

(1) *Ortus medicinæ.* Venise, 1651.
(2) *Consultationes, op. om.,* t. III.

dance de sang dans le foie; 3° parce qu'il y a altération du foie, qui alors fait de la mauvaise bile. Mercati a laissé une observation, la première connue, portant sur un érysipèle de la face et du cuir chevelu, chez une religieuse de Saint-Bernard. « Elle fut prise de frisson, de douleurs de tête, puis la fièvre apparut ; enfin à la face et au cou, une rougeur survint qui gagna peu à peu le tronc; au vingtième jour l'érysipèle diminuait un peu, mais la fièvre croissait. » La malade mourut.

Mercati n'a pas de craintes que les purgatifs entraînent la rétrocession des érysipèles. Il pense par contre que le *noli me tangere* et autres duretés de la face sont des conséquences de l'érysipèle; c'est une tradition de l'érysipèle squirrheux.

César Magati (1) (1616) admet, avec Hippocrate, que la nourriture peut être une cause de l'inflammation des plaies. Il s'élève contre la manière de traiter les plaies et repousse les pansements multiples. Il recommande de panser tous les jours les plaies creuses, et pour ce qui est de la réunion par première intention, il doute de sa supériorité sur le pansement simple. Il dit : « Neque » penitus probo neque etiam vitupero. » Magati exprime l'érysipèle par les mots de fièvre et de rougeur superficielle. « Rubor summa viget. »

Baillou (1640) (2) remit en honneur parmi nous les vues d'Hippocrate sur l'épidémicité des maladies. Aussi cet auteur est-il cité par tous les auteurs qui croient aux constitutions médicales.

(1) *De rara curatione vulnerum*, Ire part.
(2) *Opera medica, ephemerides*, t. I, et lib. I, *De morbis*.

Cependant Baillou, quoique excellent observateur, s'est seulement attaché aux livres hippocratiques ; dans ses *Éphémérides*, il cite bien çà et là quelques rougeurs érysipélateuses, mais sans détail.

Dans le livre sur les *Maladies*, Baillou défend l'érysipèle du poumon et en général il admet que l'érysipèle provient d'une humeur, *crudus* et *incoctus*.

Les médecins chimistes, ou plutôt alchimistes, peu célèbres, prônaient encore, en dépit des livres des hommes que nous venons de citer, la médecine de Van Helmont et de Paracelse, pendant que Guy Patin (1650), devenu doyen de la Faculté de Paris, réagissait avec persévérance contre l'antimoine.

Pour Sylvius de le Boë (1667) (1), l'inflammation en général est due à la stagnation du sang. Dans cet état, « Partes sanguinis spirituosæ evanescunt. » Les parties volatiles et subtiles s'évaporent, les acides et les sels disparaissent aussi, le sang se corrompt. Il convient alors de donner l'antimoine.

Les causes de l'érysipèle sont en particulier une stagnation du sang due à une corruption de la bile, du suc pancréatique et de la lymphe en fermentation. L'érysipèle des parties charnues n'est pas aperçu parce que ces parties ne sont point, comme la peau, le siége d'un sens.

Sylvius parle sans détail d'un érysipèle des papilles, pour lequel il recommande l'eau de sureau, le lait avec de la craie, mêlé à de l'eau de chaux vive avec du mercure doux.

____

(1) *Praxeos medicinæ.*

L'érysipèle s'accompagne de délire parce qu'il rentre;
il tue également parce qu'il rentre, soit à cause du peu
de soins, soit à cause du traitement répercussif.

Sylvius parle des érysipèles épidémiques (1). « Cur fre-
» quentius quam alias erysipelata? Existimo propter bilem
» anno superiori ob æstus aeris valde corruptam, et cor-
» ruptionem conservantem, superveniente ob frigus con-
» sequens et itidem, diuturnum et atrox humore acido et
» non raro simul austero a quibus facile potuit parari
» humor erysipelati producendo aptissimus. »

Le xvii° siècle ne finit pas sans laisser deux grandes
célébrités attachées, l'une aux doctrines anciennes, à la méthode de l'observation et de l'expérience, l'autre à la théorie
métaphysique et mystique de Paracelse et Van Helmont.

C'est d'abord Sydenham, dont les livres sont pleins de
remarques judicieuses sur des faits bien observés, et
comme il convenait à un admirateur de Bacon. A l'époque de Sydenham, la plus grande, la plus importante de
toutes les maladies était la fièvre en général, que l'on
divisait à l'infini. Sydenham (1676) (2) admet une fièvre
érysipélateuse, mais dans sa description il mêle l'urticaire, l'impétigo, l'eczéma et une foule d'érythèmes. Il
suffit de voir cette remarque : « Æger sese bene habet »
pendant l'éruption.

Sydenham place l'érysipèle dans les maladies de tête,
et croit qu'il survient « præsertim quo tempore sæpe dum
» sub dio versatur.'»

Entre Sydenham et Stahl quelques auteurs compilent.

(1) *Loc. cit.*, tract. X, *De affectu epidemico*, août 1669 à janv. 1670.
(2) *Obs. medicæ circ. morb. acut. historiam.*

Tozzi (1687) (1) procède d'Hippocrate, de Galien, Sennert et Van Helmont. Dans sa description de l'érysipèle le défaut d'action du suc pancréatique, la sueur supprimée, l'excès de fermentation du sang, telles sont les causes de l'érysipèle. Tozzi est un précurseur de Boerhaave ; il dit :
« Quod si præterea ab acido isto retardetur quandantenus
» sanguis in apicibus arteriarum, vel in poris carnium
» ille in grumelas coactus erysipelas ingenerabit in gan-
» grenam, vel in suppurationem terminandum. »

Pour Tozzi, l'érysipèle aux plaies est fâcheux et par lui-même et parce qu'il trouble la guérison.

Au début, il conseille le vin en topique avec Rivière (1640) ; il vante le mercure, l'antimoine diaphorétique, le sang de lièvre, d'après Van Helmont (dans *imago fermenti*), la craie, l'esprit de vin avec le camphre, d'après Barbette (1672).

Il ne parle nulle part de l'épidémie de l'érysipèle ; il ne cite même pas ce qui avait été dit avant lui.

Wedel (1682) (2) admet des érysipèles et de cause interne et de cause externe. L'âcreté huileuse et sulfureuse des humeurs produit l'érysipèle. Il dit : « Erysipelas est » primus inflammationis gradus. » Il distingue, néanmoins, l'érysipèle de l'inflammation. Du reste, la description de Wedel est un mélange de conceptions diverses ; il procède à la fois de Van Helmont, Sylvius et des traditions galéniques.

Stahl (1702), dans son traité *Céphalée* (3), parle d'une

----

(1) *Medicina*, pars. ult., t. II, *Erysipelas*, Avignon 1687.
(2) *Pathologia medica* et *De œgro erysipelate laborante*.
(3) Sect. I, mem. I, art. III.

constitution érysipélateuse venant chez les femmes; il dit avoir constaté un érysipèle blanc et un rouge. Il y a beaucoup de vague à ce sujet.

La théorie de l'inflammation de Stahl est connue. Il admettait trois espèces de stases du sang dépendant de ce que des parties matérielles du corps ont échappé au pouvoir de l'esprit vital et tendent à y revenir.

Il établit trois espèces d'érysipèles (1) d'après les causes, et voici ce qu'il dit de cette maladie : « Erysipelas » complectitur unice stases in latum cum profunditate » quam minima diffusas. Adeo etiam ad tale concipien- » dum non tam aptæ sunt quam imprimis membranaceæ » magis texturæ; nempe latum potius quam in spissum et » profondum textæ ac distributæ. Eo vero ipso quoniam » hujus modi partes ordinarie densioris sunt compagis, » quæ non tam crassiori rubicundo sanguinini, quam te- » nuiori lymphæ et sero penitiorem profundiorem aditum » ordinarie concedat; fit ita ut tales etiam stases quando » utique in talia loca incidunt, si non longe plurimum, tamen » plus de sero et lympha quam de sincero strictæ accep- » tionis sanguine ita complectantur. » Voilà ce que l'animisme de Stahl avait apporté de nouveau dans l'érysipèle.

Les faits chimiques de la vie n'étaient point tout. L'archée de Van Helmont, le principe vital de Stahl, quoique satisfaisant à des *desiderata*, n'expliquaient qu'une partie des faits, en mettant en jeu dans la vie autre chose que les esprits animaux, c'est-à-dire le système nerveux dont ces auteurs avaient deviné en partie le rôle. Une doc-

____

(1) *Path. sp.*, sect. I, mem. III.

trine collatérale s'éleva, la doctrine des médecins mécaniciens. Déjà, en 1600, Gourraigne avait révélé l'importance de la transpiration, et la circulation du sang, découverte en 1628, fournissait des arguments puissants aux mécaniciens. En 1650, Borelli étudiait la mécanique musculaire; la philosophie et la physique de Newton leur servaient encore d'appui. Il y eut bien des tendances de conciliation des deux doctrines, Vieussens et Chirac (1698) soutinrent que le sang était acide et que sa circulation avait pour but de permettre son renouvellement grâce au fluide éthéré; mais c'était là seulement une lueur d'intelligence de l'hématose.

C'est surtout à Boerhaave et à Hoffmann qu'il appartient d'avoir mis à profit la théorie mécanique de la vie pour étudier les maladies. Boerhaave (1) admettait que l'inflammation était due à la stagnation du sang dans les petits vaisseaux obstrués. Hoffmann allait plus loin, il attribuait à un spasme les phénomènes. Ce dernier auteur, concevant dans l'organisme des forces radicales, admettait que la vie est une réaction continuelle, avec Glisson et avec Bichat, qui a su, plus tard, faire de cette sentence un aphorisme original et célèbre.

Boerhaave (1709) nous a laissé peu de chose sur l'érysipèle. Il commente Galien. C'est l'épaississement du sang produit par son union avec la bile qui arrête la circulation; le sang « incubile hæret ».

Van Swieten, qu'il est difficile de séparer de Boerhaave, dit que la fièvre cesse lorsque l'érysipèle apparaît. L'érup-

(1) Boerhaave, avec commentaire de Van Swieten, 1741, ap. 375 *et passim*.

tion d'un érysipèle juge une fièvre. Du reste, Van Swieten admet une fièvre érysipélateuse qui ne ressemble à
rien moins qu'à l'érysipèle.

Fréd. Hoffmann (1729) (1), partout cité pour sa fièvre
érysipélateuse ou *Rosa*, dit que cette maladie est une fièvre continue produite par le sang. Il n'est point ennemi
de Paracelse et admet que la cause matérielle de l'érysipèle est un sel bilieux ; voici ses causes : « Caliditatem,
» labores, vigilias, vini potentis liberalium potum, inedia
» ciborum acrium, iram, terrorem, intemperies hepatis.»
Hoffmann ajoute que l'hérédité joue un certain rôle ; plus
loin, il dit que l'érysipèle attaque les parties semblables :
« Modo hanc, modo illam. » Du reste, la description de
la maladie est peu nette ; toutefois l'auteur dit que l'érysipèle s'accompagne d'engorgements ganglionnaires, qu'il
complique les plaies. La rétrocession de l'érysipèle est
mentionnée, et l'apparition de cette maladie aux équinoxes
est pour Hoffmann un fait constaté depuis la plus haute
antiquité.

Les observations d'Hoffmann, outre le siége de la rougeur et quelques mots sur la cause, ne contiennent guère
que la critique de médicaments et l'exaltation d'autres,
la condamnation des emplâtres en particulier, qu'il répète
dans ses observations. On a beaucoup parlé de ces descriptions, mais avec ces faits on ne peut pas savoir exactement ce qu'étaient les fièvres érysipélateuses pour
Hoffmann. La troisième observation en particulier indique
une rougeur à la main avec des exulcérations. Des nou-

______
(1) *Op. omnia*, t. II, *De febribus, de febre erysipelacea.*

veautés qui se trouvent dans Hoffmann, c'est que les érysipèles peuvent récidiver, et cette hypothèse que la gangrène qui vient dans l'érysipèle tient au traitement.
Hoffmann est plus bref que Sennert sur l'inflammation de
l'oreille. Il signale très nettement l'érysipèle des nouveau-nés. Comme traitement il accepte la saignée, les
scarifications à la nuque et les purgatifs (1).

Hoffmann, sur lequel on s'est tant appuyé pour établir
que l'érysipèle était épidémique à la manière de la peste,
s'était borné à dire : « Non tam levis innocens et simplex
» est erysipelacea febris ac vulgo putatur, multum affini-
» tatis alit cum morbo omnium atrocissimo febre pes-
» tilentiale, » et c'est surtout par le rapprochement du
bubon pestilentiel et de l'engorgement ganglionnaire
dans l'érysipèle qu'Hoffmann était arrivé à cette conclusion ; et il ajoute : « In eo tamen erysipelacea a pestilen-
» tiali febre differt quod non ex contagio sive causa
» externa sed de interna oriatur. »

Hoffmann a replacé beaucoup de maladies avec l'érysipèle, le zona entre autres.

Le xviii⁰ siècle ne fut point fécond en grands chefs
d'écoles. Les découvertes anatomiques, la physiologie,
mieux connue, avaient donné à la médecine une direction meilleure. Le xviii⁰ siècle fut une période de bon
sens, d'études pratiques, et l'Europe entière fournit des
hommes qui s'appliquèrent à tirer des théories absolues,
du principe vital de la médecine chimique, de la médecine mécanique, de la théorie des constitutions médicales

(1) *Méd. rat.*, t. IV, p. 1, § 1ᵉʳ.

les faits incontestables et vérifiés par les connaissances anatomiques. Si la médecine de Bordeu, si le solidisme de Brown sont les œuvres du xviiie siècle, ce ne furent pas des systèmes de longue durée. La médecine, comme la philosophie et les lettres, s'édifiait avec l'esprit qui dicta l'encyclopédie, l'esprit d'analyse et d'observation; et si nous trouvons encore des descriptions incomplètes, au moins à chaque pas nous rencontrons des réfutations des fausses conceptions des devanciers, que les modernes se mettent à discuter avant d'accepter comme articles de foi.

Plater (1734) (1) dit : « In febribus synochis se offert » macula rubra lata et dispersa quam erysipelas vocant. » Ces rougeurs existent aux pieds et aux mains. Plater signale des érysipèles accompagnés de prurit, des érysipèles recouverts de vésicules qui se crèvent et se transforment en un ulcère. Bien que l'auteur décrive à part l'impétigo, il est probable qu'il confondait l'eczéma avec l'érysipèle. Pour cet auteur, les érysipèles des vieillards devaient être considérés comme très dangereux. En réponse à Hoffmann, il dit : « Mortificatio potius fit ex in- » flammatione nimia inducta quam frigidæ qualitatis » introductione. »

Heister le Saxon (1739), dans un chapitre qui traite de l'érysipèle (2), suit Stahl et les anciens. Il ne distingue pas l'*ignis sacer* de l'érysipèle; et seul à son époque il ne dit pas que l'érysipèle de la face est le plus fréquent. La transpiration arrêtée, pour cet auteur, est une cause d'érysipèle. Il recommande, outre le traitement des anciens,

(1) *Opera omnia, De discoloratione*, t. II.
(2) *Inst. chir.*, t. I.

surtout les sudorifiques ; il proscrit les corps gras, et n'admet la saignée et les purgatifs que quand le pouls est plein. Quant à la nourriture, il recommande la même qu'aux individus atteints d'inflammation.

Morton (1737) marche sur les traces de Sydenham, dont il reproduit, abrégé, le chapitre *De febre erysipe-latosa* (1).

Gorter (1742) (2) conserve toutes les variétés admises avant lui et confond encore les érythèmes avec l'érysi-pèle. Mais il dit, en propres termes, que l'érysipèle se joint au phlegmon et à l'œdème pour former l'érysipèle phlegmoneux, l'érysipèle œdémateux ; l'érysipèle squir-rheux a disparu. Dans l'érysipèle, les lymphatiques s'em-plissent de sang rouge ; la bile est la cause de l'érysipèle, qui est formé alors par une matière ténue, âcre. L'air froid et tout ce qui corrompt les humeurs causent l'éry-sipèle. Le sang ne contient pas de concrétions comme dans les autres inflammations ; quelquefois il est *solutus* (*sic*).

L'érysipèle, pour Gorter, vient peu après la fièvre ; il ne suppure pas. La mort, quand l'érysipèle rentre, est due à la métastase.

Il traite par les diaphorétiques et ne recourt pas à la saignée.

Puis Gorter cherche à résoudre quelques questions : « Cur erysipelas in hydropicis ? Cur in ossis carie toties » erysipelas ? » Les humeurs ou la sanie corrompue lui fournissent la raison qu'il cherche.

(1) *De morbis acut.*
(2) *Chirurgia repugnata, de erysipelati.*

Richter (G.-G.) (1744) (1) dit, sous forme de doute,
avec Boerhaave que les vaisseaux sanguins produisent le
phlegmon, les vaisseaux séreux l'érysipèle et les vaisseaux
lymphatiques l'œdème, et la stase du sang joue un rôle im-
mense. Richter, qui reproduit les idées de son époque, range
encore le zona dans l'érysipèle. Il considère l'érysipèle
aux jambes des hydropiques comme symptôme de l'as-
cite ; il rapporte les opinions de l'esprit médical allemand
de son temps ; aussi est-il cité par la plupart des auteurs
de cette nation. C'est un apologiste du purgatif. Il nous
apprend que Scribonius Largus avait déjà proposé la
coloquinte, comme Hippocrate avait proposé l'ellé-
bore, ainsi que Friend (*Comm. in morb., pop.* VII);
enfin, il attribue à l'émétique une action puissante dans
l'érysipèle.

Morgagni (2) (1744), sur les trente observations de plaies
contuses de la tête, parle de gangrène de la face, de rougeurs de la face, de tumeurs qui s'étendirent tout autour
de la plaie, mais nulle part il n'y a le mot érysipèle prononcé. Cela est au moins singulier. Mais en considérant
que Morgagni étudiait ses malades au point de vue des
lésions cérébrales, on comprend qu'il ait laissé de côté
dans ses descriptions ce qui avait trait aux érysipèles
traumatiques dont on retrouve cependant l'indice dans les
mots de gangrène de la face, rougeurs diffuses, tumeurs
s'étendant aux parties voisines.

Morgagni nous apprend encore, au rapport de M. Le-

---

(1) *De erysipelate* (à la Faculté de médecine), dans édit. en 3 vol., contenant les œuvres de A.-G. Richter et G.-G. Richter.

(2) Lettre 51.

pelletier (de la Sarthe), que la profession de sellier prédispose aux érysipèles.

Platner (1745) (1) attribue l'érysipèle à l'obstruction des pores de la peau, et croit à la suppuration de l'érysipèle. Il avait entrevu que l'érysipèle seul n'est pas grave : « Si » erysipelas est sine inflammatione, minus periculum; » mais il replace le zona dans l'érysipèle, et vante comme traitement surtout des discussifs ou résolutifs.

L'Académie de chirurgie ne resta pas étrangère au mouvement des idées. Les mémoires sur l'usage des émollients, sur l'abus des onguents et des emplâtres, l'abus des sutures nous ont fourni quelques documents sur l'érysipèle en 1744. Grassot, Louis et Guyot, d'un commun accord, s'arrêtent aux décoctions de feuilles de sureau comme le meilleur émollient dans l'érysipèle. Louis parle de feuilles de guimauve et repousse les spiritueux comme pouvant déterminer la coagulation. Il préfère la fomentation avec une décoction de plantes, parce qu'un cataplasme surcharge inutilement la partie. Guyot dit, en passant, que les érysipèles sont très fréquents; il conseille comme traitement les boissons délayantes en abondance, les diaphorétiques, et il s'élève contre les poudres résolutives, fécule ou amidon; avec de Lamotte, il vante l'usage du lait, mais il rejette les corps gras; il ne blâme pas ouvertement l'usage du fer rouge sur les rougeurs; voici sa phrase : « Il est rare de trouver des gens qui se soumettent au fer, même dans le cas où ils en ont le plus besoin (2). »

(1) *Institutiones chirurgicæ*, cap. *Erysipilas*.
(2) *Mém. de l'Académie de chirurgie*, t. II et III, édit. Didot.

En 1774 (1), Champeaux, Camper et Chambon rejettent toute espèce d'emplâtres dans l'érysipèle. Camper, en particulier, conseille de préférence, avec Muys (1684), des applications de compresses trempées dans l'eau de sureau mêlée avec du camphre et du suc de saturne.

La même année, Pibrac (1774) (2) s'élève contre l'abus des sutures avec des faits; il cite, entre autres observations, celle d'une plaie produite par un coup de sabre et qui, réunie par première intention, fut suivie d'inflammation et d'érysipèle, et il pose en principe qu'un bandage approprié bien fait vaut mieux que la suture.

Borsieri (1788) (3) admet un érysipèle fixe et un érysipèle ambulant, puis des variétés en masse. Il admet à l'érysipèle une période d'augmentation, d'état et de décroissance. C'était une paraphrase d'Hippocrate, crudité, coction et crise. Il établit trois érysipèles, 1° essentiel, *protopathicum*; 2° fortuit; 3° symptomatique. Le premier vient sans causes; le deuxième arrive après une piqûre, un coup de soleil, les variations de l'air; le troisième vient après blessures, angine maligne, etc., et chez les hydropiques.

S'appuyant sur Hippocrate, il dit : L'érysipèle traumatique paraît avec la fièvre; elle le suit quelquefois; elle existe toujours avant l'idiopathique.

Il a vu les signes précurseurs, le frisson, les nausées, les vomissements bilieux jaunes. Il établit que l'érysipèle peut naître du deuxième au cinquième jour après le dé-

(1) *Mém. Acad. chir.*, t. XII et XIII.
(2) *Mém. Acad. chir.*, t. IX.
(3) *Instr. med. pract. erysipelas.*

but de la fièvre ; il prête à Van Swieten l'idée que l'érysipèle revient épidémiquement en été et en automne, et il signale des engorgements ganglionnaires, sans commentaires. Il ne se prononce pas sur le siége de l'érysipèle ; il croit que les vaisseaux blancs et rouges sont pris à la fois ; il croit à l'action de la bile comme cause déterminante de l'érysipèle ; il ne comprend l'érysipèle du poumon que par métastase.

Comme traitement, il juge bonne la saignée. Avec Hoffmann il préconise le purgatif si l'érysipèle arrive après un accès de colère. Borsieri cite les ponctions comme bonnes ; quant aux topiques, ils sont pris à la pharmacopée du temps.

Sauvages (1763) (1), médecin mécanicien, et de l'école de Sennert, dit que l'érysipèle est une fièvre synoque ; il étudie les prodromes, le frisson initial, les douleurs dans les aines ; il dit que la rougeur n'est pas circonscrite. La description de Sauvages ressemble beaucoup à la scarlatine ; l'observation qu'il donne paraît pourtant bien avoir été un érysipèle. L'auteur décrit un érysipèle typhoïde ; son observation est singulière : peut-être s'agit-il d'une malade atteinte d'une autre maladie qui, dans de telles dispositions de santé, fut prise d'un érysipèle de la face. Il décrit également un érysipèle *a veneno*. Une malade avait mangé *frixum hepar catuli*, elle fut atteinte de tendance au sommeil de délire, son corps se couvrit de rougeur, sans chaleur, avec démangeaisons.

Sauvages décrit encore *erysipelas ambustio*, qui n'est qu'une vaste brûlure.

---

(1) *Nos. med.,* art. *Erysipèle.*

Il range dans l'érysipèle les épidémies de feu de Saint-Antoine, mal des ardents de 1090 et de 1130, parce que les pieds, les mains et la figure étaient le siége de rougeurs; mais Sauvages doute, malgré l'opinion contraire qu'il attribue à Sennert, Sydenham et Fred. Hoffmann.

L'érysipèle symptomatique est celui qui vient aux jambes des hydropiques. C'est encore là un emprunt fait à Hoffmann. L'érysipèle à la suite du contact du suc des Euphorbiacées, le *Rhus vernix* en particulier. L'érysipèle zoster, l'érysipèle *a vespis*, telles sont les autres variétés admises par Sauvages.

Quant à l'érysipèle contagieux et épidémique, il ne dit qu'un mot à propos d'une maladie épidémique qui régna à Toul en 1715. « Epidermis faciei apud eos qui conva-» lescunt decidit.

Voici la relation de l'épidémie faite par Geoffroy le Cadet : « Il régna quelque temps dans les environs de Toul une maladie contagieuse dont on était enlevé en deux ou trois jours au plus. C'était un pourpre si violent que la peau tombait entièrement à presque tous ceux qui en échappaient... Ce que cette maladie avait de singulier, c'est que tous ceux qui avaient été promptement secourus rendaient des vers après que le pourpre passait (1).

Lieutaud (1759) (2) a laissé un chapitre assez net sur l'érysipèle, sauf qu'il donne à cette maladie une durée de huit jours et une période prodromique de deux à trois jours.

De Haen (1760) n'ajouta rien à l'histoire de l'érysipèle.

(1) *Mém. Ac. des sciences*, 1715, p. 13.
(2) *Synopsis, Erysipelas.*

Bromfield (1773) (1) distrait le feu sacré de l'érysipèle. Sa théorie de l'érysipèle n'est pas neuve ; il dit que des particules biliaires obstruent les pores de la peau ; mais il a vu les érysipèles chez les enfants (2). Il parle d'érysipèles comparables au small-pox et il donne dans ces cas des cordiaux, et il ajoute : « This disease was epidemic for
» two years. I cannot say contagious as not above two or
» three or thirty who lay in the same word where seized
» with it. »

Selle (1773), dans sa *Pyrétologie*, apporte en fait de nouveauté que l'érysipèle peut se développer sur la langue ; il cite un fait, et nous retrouvons dans Lorry quelque chose d'analogue.

Cet auteur (1777) (3) commence par distraire l'*ignis sacer* tant de fois déjà séparé de l'érysipèle.

Il décrit un grand nombre de formes d'érysipèles, et admet que l'érysipèle de la face peut être critique dans les maladies. Il est évidemment question ici des parotides surtout si l'on considère qu'il n'attribue à ces inflammations aucun caractère sérieux.

Lorry établit, avec les humoristes, que le sérum âcre est la cause principale de l'érysipèle, mais il ne manque pas d'user de la théorie du spasme de Hoffmann et de la théorie des obstructions vasculaires de Boerhaave.

L'érysipèle, dit-il, vient surtout à la face, il est rare ailleurs ; il arrive alors comme symptôme, dans l'œdème, par exemple. Les causes sont variées, l'insolation, l'usage

(1) *Medical communications*, t. III.
(2) *Observations*, t. III.
(3) *De Morbis cutaneis. Erysipèle.*

de certains poissons, nous montrent que l'urticaire et l'érythème étaient mis alors encore au nombre des érysipèles. Lorry touche à la question de la contagion, il croit à une cause vénéneuse, mais c'est une simple assertion. L'érysipèle, nous dit l'auteur, peut attaquer les yeux, les narines, et le commencement des voies digestives, *la bouche et le pharynx*. Il marche avec l'appareil catarrhal, avec le rhumatisme au niveau des articulations douloureuses; l'érysipèle revient à la même place. « Aliquando « originem repetens.» Il n'est pas grave à moins de rétrocession, à moins qu'il ne devienne phlegmoneux. Une maladie quelconque de la peau n'empêche pas l'érysipèle de se produire. Le traitement de Lorry ne change rien à ce qu'avaient admis ses prédécesseurs, et qui s'était depuis Hippocrate transmis d'âge en âge avec toutes les modifications apportées par les écoles modernes.

Underwood (1780) (1) parle des inflammations superficielles de la peau chez les enfants, qu'il appelle érysipèle. Il dit les avoir rencontrées seulement dans les hôpitaux de femmes en couches. Cet accident ne doit pas étonner, pense-t-il, les miasmes qui se dégagent des salles des femmes en couches, dont l'odeur est caractéristique, se jetant sur la peau des enfants, déterminent l'érysipèle. Il dit avoir vu souvent des rougeurs aux pieds, aux mains, à la région du pubis, sur le ventre et même au cou, et, pour cet au-

---

(1) *On the diseases of children.* L'auteur a fait des emprunts à Armstrong, qui fut attaché au dépôt des enfants trouvés à Londres, et écrivit le premier, sur les maladies des enfants, un livre intitulé : *On the disease who lay on the children.* 1770, édit. Buchann., et que nous n'avons pu trouver à Paris. Lefebvre de Villebrune, le traducteur d'Undervood, connaissait Armstrong, et le jugeait le modèle de celui qui traduisait.

teur, la suppuration et la gangrène se présentent fréquemment après ces inflammations.

Stoll (1785) (1) n'hésite pas à mettre le siége de l'érysipèle dans la vésicule du fiel. Il croit à l'érysipèle interne. Il cite un malade qui vit ses hémorrhoïdes se dessécher et contracta un érysipèle. Il croit que l'érysipèle peut être une manifestation de la goutte ; il attribue les vésicules qui se forment sur l'érysipèle au traitement humide. A propos du traitement il dit : « Erysipelatis sæpe laborantes vidi » breviter curatos post præscriptum purgans remedium » naturæ ægri accommodatum » (Aph., 258). Il recommande l'éméto-cathartique. Il dit dans ses *Éphémérides* que l'érysipèle fut assez fréquent dans l'automne de 1773.

Cullen (1772) (2) est un partisan de la doctrine de Hoffman et de l'irritabilité de Haller. Il attribue la stase du sang dans l'inflammation au spasme, et non à la viscosité du sang, admise par Boerhaave. Pour ce qui est de l'érysipèle, il dit que c'est un érythème venant après de la fièvre ; il pense que l'érysipèle de la face est vésiculeux dans la grande majorité des cas. Il repousse la contagion, mais il semble admettre l'érysipèle pestilentiel. Bosquillon, dans les notes, dit : « Il est certain que l'érysipèle est sporadique et nullement contagieux ni épidémique, et l'érysipèle pestilentiel est autre chose. »

Callisen (1777) (3) dit que l'érysipèle est une inflammation comme le phlegmon, qu'il marche avec le phlegmon ou dégénère en phlegmon. L'érysipèle siége dans le réseau

(1) Aph. *De febribus, et ratio med. nos. prat. Vindobonensis.* 1780.
(2) *Médecine pratique,* traduction Bosquillon. 1785.
(3) *Institutiones chirurgiæ hodiernæ, Erysipelas.*

réticulaire de Malpighi (telle est la citation de Lorry). Voici le texte de Callisen : « Sedes in vasculis summæ » cutis vehendo cruore non dicatis. » Et il ajoute: « Te- » lam cellulosam non complectit erysipelas nisi phleg- » moni nuptum. » L'érysipèle se recouvre de vésicules; il suit trois stades, comme Borsieri l'avait admis ; parmi les causes, Callisen place la suppression de la transpiration, les affections de l'âme, les excitants externes. Trois indications au traitement : enlever la cause irritante, appliquer les antiphlogistiques, recourir aux discussifs, mais voir toujours l'état des forces du malade et la nature de son mal.

Callisen établit que les érysipèles phlegmoneux, œdémateux, squirrheux et herpétique sont symptomatiques ; que l'érysipèle idiopathique n'arrive à la gangrène que par l'intervention inhabile de l'art.

C. Bell (1) ne fit que reproduire ou à peu près cet auteur. Dans l'école dermatologiste anglaise, si Willan (2) (1798), Bateman placèrent l'érysipèle dans les affections bulleuses, ils eurent, au moins, le mérite de bien séparer l'érysipèle de l'eczéma, du zona et de l'herpès. Le reste de leurs descriptions apprend néanmoins qu'ils ont vu les choses que nous voyons aujourd'hui, des érysipèles après l'inoculation de la variole et de la vaccine.

Dans les observations de Desault (3) (1798), des malades, après avoir pris des potions ou des tisanes émétisées, guérirent l'un en cinq jours, l'autre en vingt-quatre

(1) *A system of surgery.* 1787.
(2) *Descript. and treatment of cutaneous diseases. Erysipelas.*
(3) *Journal de chirurgie,* t. II.

heures. Sur les dix observations de Desault, il y a trois observations d'érysipèle traumatique qui semblent avoir été telles que plusieurs de celles que nous avons réunies.

Dans l'observation VI, une malade eut une plaie ancienne de la jambe, tardivement reconnue, suivie d'érysipèle.

Dans l'observation VII, une malade sortit avant la guérison d'une plaie contuse; elle dut rentrer à l'hôpital avec un érysipèle. Nous devons dire toutefois que les érysipèles rapportés avaient, d'après les descriptions, au moins autant les caractères du phlegmon que ceux de l'érysipèle. Il y a, dans le même auteur, une observation d'érysipèle ambulant chez une malade ayant fait un long séjour à l'hôpital; elle eut un érysipèle débutant par une excoriation au cou. Desault dit que l'érysipèle, en s'arrêtant à un bras, redoublait à l'autre; il est bon d'ajouter qu'il y avait là un cautère. L'auteur apprend que Thévenin employait les vésicatoires loin de la partie malade.

Desault dit encore que les saignées faites de prime abord sont mauvaises, parce que les érysipèles en sont plus graves.

Il préfère l'émétique en lavage.

Wells (1800) (1) fait autorité pour la théorie de la contagion de l'érysipèle. Il invoque les écrits d'Hoffmann, de Cullen. Parmi ses observations, nous trouvons l'histoire d'une femme de soixante ans qui communiqua à son mari non pas un érysipèle, mais, comme dit l'auteur, une maladie semblable à l'érysipèle. Les autres observations

______

(1) Wells, *Trans. for the impr. for med. and surg. knowledge*, vol. II.

apprennent qu'un adulte prit un érysipèle au contact d'un jeune homme et le communiqua à sa vieille bonne, qu'une dame vint à Londres près d'une de ses amies atteinte d'érysipèle et le gagna. « A hired nurse of the » same ladies was also attacked with that disease during » her stay with them. »

Il cite des communications personnelles de Pitcairn, Baillie, Whitfield. Ce dernier avait vu au printemps 1770 les érysipèles se succéder dans la salle.

Il ajoute qu'en 1795 et 96, à l'hôpital Saint-George, beaucoup de personnes furent atteintes dans les salles.

On ne peut certes pas accuser Wells d'être un esprit prévenu contre la contagion de l'érysipèle. Cependant il repousse le témoignage de Sauvages à propos de l'érysipèle pestilentiel de Toul, cité dans l'histoire de l'Académie des sciences (1715), et il fait justement remarquer que la description de Geoffroy ne ressemble en rien à l'érysipèle.

Wells est logique : après avoir admis quelque chose d'essentiel dans toutes les manifestations de l'érysipèle, il prescrit le quinquina, Peruvian Bark.

Dans la thèse d'Arnold et le programme de Vogt, l'érythème et l'érysipèle, séparés du phlegmon, sont confondus, puisqu'il est dit que les éruptions érysipélateuses, comme les galeuses (*scabiosi*), peuvent exister sans fièvre. Les auteurs admettent une espèce de diathèse causée par la laxité des tissus, résultant d'une inflammation antérieure et de la sueur supprimée. La présence d'éruptions érysipélateuses aux jambes se produit facilement chez les vieillards, parce que le sang circule moins bien aux parties déclives, mais par-dessus tout parce que les occasions de refroidissement pour ces parties sont beaucoup plus nombreuses. Ils attribuent encore le retour des érysipèles à l'irritation de la peau, aux troubles de la sécrétion du foie, aux aliments et à l'influence de l'air.

Arnold, en particulier, croit à la gangrène dans l'érysipèle et pense que l'érysipèle peut devenir chronique. Il admet des érysipèles de cause interne et de cause externe, et il attribue à des conditions spéciales le retour des érysipèles.

« Levis terror, exigui victæ errores, refrigeria vix sen-» sibilia repetiti erysipelati possunt esse causas (1). »

Bateman (2) contredit formellement les idées de Wells sur la contagion de l'érysipèle; il repousse les observations citées par Wells, et empruntées à Willan et Baillie. Willan s'était borné à rapporter l'observation d'un enfant qui eut un érysipèle et le communiqua à sa mère. Baillie avait dit qu'à Saint-George's hospital, les érysipèles étaient épidémiques, et partant contagieux. C'était là le fait que Pars a reproduit (3).

S. C. Vogel (1781 à 1816) a publié un *Traité de médecine* dans lequel nous retrouvons une description de l'érysipèle. Deux réflexions, entre autres, doivent être signalées. La première, c'est presque une contradiction de Pierre Franck. Vogel croit très difficile, sinon impossible, de distinguer l'érysipèle des muqueuses de leur

(1) Arnold, thèse inaugurale, Vittemberg, 1802 ;

Et Vogt, *Programma quo causas ad freq. erysip. reditum præ disponente exposuit*, ib., 1802.

Coll, in-4°, v. 66 ; 23 et 24 *bis* (Fac. de Méd.).

(2) *On cutaneous diseases*, 1817.

(3) *Dictionary*, art. *Érysipèle*.

inflammation. La seconde, c'est l'indication d'appliquer des sangsues sur la partie la plus enflammée (1).

Pinel (1813) (2) admet des érysipèles fixes, erratiques, zona, des érysipèles compliqués d'état bilieux, d'état phlegmoneux, d'état gangréneux, d'état malin; il définit l'érysipèle une phlegmasie cutanée; mais il est évident que l'auteur confondait des éruptions dartreuses avec l'érysipèle ; il croit aussi que l'érysipèle peut cesser sur un bras pour reprendre à l'autre comme l'avait avancé Renauldin (3). Pinel pose en principe le traitement suivant : boissons délayantes, et boissons émétisées, s'il y a des phénomènes gastriques; il dit que le régime suffit souvent à lui seul; il donne à l'érysipèle, entre beaucoup de causes, une nouvelle, la suppression d'une saignée habituelle.

Lawrence (1827) (4) attaque complétement la doctrine de Wells; il croit que l'érysipèle est une inflammation, et que le traitement antiphlogistique est le plus convenable entre tous. Lawrence, comme M. Rayer, comme les auteurs du *Compendium de médecine*, semble admettre trois espèces d'érysipèles : 1° érythème, 2° érythème avec développement de vésicules, 3° érysipèle phlegmoneux.

L'érysipèle ne suppure pas. Lawrence s'appuie sur

(1) *Handbuch der practischen*, t. III (les trois premiers volumes traduits), *Manuale praxeos medicinæ*, Keup. Stendhal, 1792.

Vogel a eu cinq éditions, dont la dernière est de 1821. Nous plaçons donc cet auteur parmi ceux du commencement du xixe siècle.

(2) *Nosographie médicale*, t. II.

(3) Qui s'appuyait sur Dessault.

(4) *Med. chir. Trans.*, t. XIV.

Callisen et sur Hildenbrant (1). Ce dernier disait que l'érysipèle ne suppurait que quand *ad potentiam phleg- monis exaltatur*.

Dans les observations que rapporte l'auteur anglais, il a vu deux fois de petits abcès se former pendant la con- valescence de l'érysipèle ; il a vu sept fois un érysipèle généralisé, et il n'a vu que trois fois, sur soixante cas, l'érysipèle revenir à une place qu'il avait occupée déjà, et il ajoute cette réflexion : « Seldom take place in one » and the same spot. » Enfin, dans la troisième partie de ce livre, nous rapportons une observation de cet auteur en tout semblable aux nôtres.

En résumé, Lawrence place l'érysipèle simple entre l'exanthème et le phlegmon ; il considère, dans les causes en première ligne, l'excitation du système vasculaire et les troubles digestifs, et blâmant hautement la pratique de Wells, il se prononce pour la saignée générale et les mouchetures ; il faut dire que l'érysipèle phlegmoneux est surtout ici l'objet des indications thérapeutiques de Lawrence.

La doctrine de Broussais (1808 à 1824), plus que celle de Brown, a eu une influence plus marquée sur l'étude de l'érysipèle que les autres théories. Broussais, il est vrai, n'a attaché son nom à aucune recommandation spéciale pour la maladie qui nous occupe. Mais il a dit, dans son *Cours de pathologie et de thérapeutique médi- cale* (tome I), que l'érysipèle était une inflammation franche ; il a reproduit à peu près les idées de Desault et

____

(1) *Pract. med.*, t. III.

Lorry, avec beaucoup des traditions anciennes comme celle-ci « que la colère est une cause puissante d'érysipèle. »

M. Rostan (1828), le médecin organicien par excellence, dit que l'érysipèle est la phlegmasie la plus simple de la peau, et qu'il peut être considéré comme le prototype de l'inflammation. Il repousse les divisions multipliées de l'érysipèle, donne l'érysipèle des membres œdématiés comme un épiphénomène, et le distingue très bien de l'œdème qui suit normalement les érysipèles (1).

Boyer (1818 à 1838) (2) admet les variétés d'érysipèles faites avant lui : un érysipèle simple et un compliqué, l'érysipèle avec symptômes putrides et adynamiques comme Pinel, puis l'érysipèle phlegmoneux et œdémateux.

Il établit des différences entre l'érysipèle miliaire, pustuleux, périodique, fixe et ambulant. Ce dernier n'est pas l'érysipèle qui se propage, mais bien celui qui passe brusquement d'un bras à l'autre, de la tête au bras (c'est un érysipèle devenu très rare aujourd'hui). « On serait tenté de croire, dit Boyer, que la cause interne de l'érysipèle a ordinairement son siége dans les premières voies (voies digestives) et qu'elle consiste dans un état saburral.

Les causes qu'il invoque sont externes et internes. Toutes les causes mentionnées par Borsieri, Frank, Pinel sont reproduites avec la plupart des causes énumérées par les anciens.

Boyer, avec Desault son maître, se montre peu parti-

(1) *Med. clin.*, t. II.
(2) *Maladies chirurgicales*, t. II, p. 8, édit. 1838.

san de la saignée et ne la croit bonne que lorsqu'il y a
fièvre angioténique ou suppression d'un flux. Les boissons acidules et délayantes peuvent suffire dans les cas
simples ; les vomitifs, dans l'érysipèle de cause interne,
le camphre, les pilules nitro-camphrées, les traitements
appropriés aux vices rhumatismal, goutteux, scrofuleux,
suivant les cas, peuvent être employés avec fruit.

Boyer recommande les topiques émollients, eau de sureau, de graine de lin. Si l'érysipèle rentre, il conseille le
vésicatoire sur le lieu occupé par l'érysipèle. « L'érysipèle,
dit-il, ne disparaît pas toujours après l'application du vésicatoire, mais la suppuration que celui-ci fournit devient
salutaire. » Il indique ensuite le traitement dans le cas
où l'érysipèle est phlegmoneux.

Le grand Boyer n'a pas oublié de parler du régime ; il
a conservé les meilleures traditions.

Dupuytren n'a rien laissé de spécial sur l'érysipèle. Ce
n'est que par les thèses de ses élèves que nous savons ses
opinions, encore n'est-ce qu'au point de vue du traitement, le vésicatoire en particulier. Dupuytren le faisait
appliquer sur l'érysipèle même.

Parmi les ouvrages modernes qui établissent, au
XIXe siècle, l'histoire de l'érysipèle mise en rapport avec
les connaissances anatomiques et physiologiques, Blandin
et M. Velpeau sont les deux auteurs originaux à citer. Il
y a peu de chose à dire de Samson (1), qui n'a guère
attaché son nom qu'à une classe d'érysipèles problémati-
ques, les érysipèles veineux. Ribes (2) a étudié l'anatomie

(1) Boinet, *J. des conn. méd.-chir.*, t. VI.
(2) *Soc. méd. d'émul.*, t. VIII.

pathologique de l'érysipèle. Bérard, dans le *Compendium de chirurgie,* a dit avoir rencontré du pus dans les veines. M. Cazenave et Schedel ont donné une bonne description de l'érysipèle suivant les idées du temps et tous les traités de pathologie : Roche, Samson, Requin, Valleix, Grisolle, Delaberge et M. Monneret semblent avoir admis trois degrés dans l'érysipèle : le légitime ou superficiel, le gangréneux et le phlegmoneux. Du reste, l'article ÉRYSIPÈLE du *Compendium* a le mérite de réunir exactement les connaissances actuelles sur l'érysipèle. L'article d'Olivier (d'Angers), l'article de Chomel et M. Blache n'en sont pas moins intéressants au même point de vue, et le *Dictionnaire* en 30 volumes est encore aujourd'hui, même pour l'érysipèle, une des sources les plus précieuses d'instruction.

M. Velpeau (1) a établi, d'une manière nette et le premier, le mode de propagation de l'érysipèle, par période successive de deux, trois ou quatre jours, et renversé une vieille doctrine qui voulait appliquer à l'érysipèle la doctrine des jours septénaires, et assignait à cette inflammation une durée de sept, quinze ou vingt et un jours.

M. Velpeau a montré que le pus dans les vaisseaux veineux était dû à une phlébite secondaire, contrairement à l'opinion de Flandrin (2), qui admettait que l'érysipèle était une modalité de la phlébite. Mieux que Renauldin il a établi que le phlegmon était une complication et non un degré de l'érysipèle. Enfin, il pense que l'érysipèle n'est pas grave par lui-même.

(1) *Lancette française*, 1831.
(2) *Journal de médecine*, 1791, vol. 37.

Pour ce qui est de la contagion, il la nie; il rattache l'épidémicité à une constitution atmosphérique, et il suppose que peut-être un élément septique se dépose dans la plaie et détermine l'érysipèle.

On retrouvera, dans la troisième partie de ce livre, les appréciations de M. Velpeau sur l'érysipèle, à propos du traitement. Nous avons souvent entendu dire à M. Velpeau, en 1861, dans son service, que l'érysipèle et l'angioleucite allaient ensemble, et qu'il en pouvait être de même pour le phlegmon, qui s'associe soit à l'angioleucite, soit à l'érysipèle. Enfin nous lui avons entendu dire qu'il ne croyait pas que la cause des érysipèles, dont nous rapportons la statistique, fût dans l'encombrement et le défaut d'aération de la salle (et cela est vrai, la salle est élevée au moins de 5^m50 à 6 mètres); il nous faisait remarquer que l'érysipèle ne tue pas par la violence de l'inflammation. Il manifestait des doutes sur la cause du retour fréquent des érysipèles, qui maintenant existent dans la pratique de la ville et de la campagne comme dans les hôpitaux. M. Velpeau disait encore, en 1841, que les causes externes seules étaient capables de l'amener, mais qu'il y a beaucoup de vague à ce sujet; que les érysipèles se montrent aussi bien dans le Nord que dans le Midi; que la contagion n'est pas démontrée (1).

M. Velpeau a vu que dans les érysipèles il y a deux groupes de symptômes : un qui correspond à l'inflammation et un autre qui tient à l'infection du sang; et pour l'anatomie pathologique nous citons cette remarque

______

(1) *Clinique chirurgicale*, résumé clinique de 1840.

de notre maître que, lorsque la maladie a duré longtemps, le sang des cadavres est très fluide, les caillots sont diffluents.

M. Velpeau rejette complétement l'idée d'un érysipèle veineux.

Pour Chelius (1835) (1) l'érysipèle est une espèce d'inflammation siégeant dans les lymphatiques et dans le réseau muqueux de Malpighi.

L'érysipèle, suivant cet auteur, tient à une maladie de la veine porte, et se produit en été et en automne sous forme épidémique. On voit que Chelius n'oublie pas l'aphorisme de Stahl : « Vena porta porta malorum.» »

L'érythème, avec Chelius, devient un faux érysipèle, et les inflammations pustuleuses à marche chronique peuvent être envisagées comme un érysipèle chronique. Chelius vante le vomitif et croit peu aux saignées.

M. Rayer (1835) (2) dit que l'érysipèle est une inflammation exanthémateuse non contagieuse; il admet trois degrés dans l'érysipèle; la gangrène, dans cette division, serait un troisième degré de l'érysipèle. M. Rayer a vu l'érysipèle de la face compliqué de coryza : il cite Léveillé, qui a vu des fausses membranes dans le larynx d'individus morts d'érysipèle, et il rapporte avoir observé un érysipèle du cuir chevelu se produisant du côté opposé à une plaie de tête.

Il rappelle *in extenso* une observation de M. Calmeil, à savoir qu'en 1828 les érysipèles se multipliaient chez les aliénés, et qu'on fut obligé de supprimer toute espèce de

(1) *Pathologie chirurgicale*, art. ÉRYSIPÈLE.
(2) *Traité des maladies de la peau*, t. I.

révulsif. L'érysipèle naissait le plus souvent autour des cautères.

M. Rayer conseille, au premier degré de l'érysipèle, un traitement simple, le repos et les boissons délayantes; au deuxième degré, la saignée, les sangsues sur l'abdomen, le vésicatoire sur le lieu de l'érysipèle; il ne croit pas à l'efficacité de l'onguent mercuriel. Enfin, à propos de l'érysipèle des enfants, M. Rayer dit qu'un enfant eut un érysipèle pour avoir teté une nourrice atteinte de dysenterie.

Les idées de l'école médicale moderne en Angleterre sont résumées dans Copland (1). Cet auteur établit que, comme le rhumatisme et comme le catarrhe, l'érysipèle, inflammation asthénique, vient d'un état particulier de l'individu et des vicissitudes du temps ou de l'atmosphère, spécialement du chaud, de l'humide et d'odeurs miasmatiques et de beaucoup de conditions de l'air agissant sur un système déjà disposé à subir leur influence par une dépression de la force vitale ou l'accumulation dans l'économie de matières qui ne servent plus et possèdent une action débilitante (2) sur les organes excréteurs; d'une nourriture, d'un régime malsains ou d'un désordre prolongé de l'alimentation.

Copland dit que l'érysipèle peut être compliqué de phlébite et d'angioleucite par exemple.

Dans la pathogénie, Copland appartient à la série des vitalistes. Le principe vital altéré est une cause de l'érysipèle, avec la perte de fonction des capillaires. Parmi les

(1) *Copland's Dictionary*, art. ÉRYSIPÈLE, 1838.
(2) *Defective*, en anglais.

autres causes, on trouve la diathèse érysipélateuse; la contagion, avec l'autorité de Wells, Dikson, Stevenson, Arnott; l'épidémie, avec Sylvius, Sydenham, Richter, Bromfield, etc. (1).

L'érysipèle des enfants nouveau-nés ou des hôpitaux d'enfants trouvés est mêlé avec l'érythème des fesses, la gangrène de la vulve; il y a, comme cause puissante d'érysipèle chez les enfants, la rétention du méconium, l'air des hôpitaux, les irritants externes, la non-cicatrisation de l'ombilic.

Le traitement de l'érysipèle, en général, se compose de purgatifs diaphorétiques, diurétiques et toniques, plus quelques médicaments spécialement recommandés, le chlorate de potasse, le calomel, le colchique. Copland recommande aussi les incisions, surtout pour l'érysipèle phlegmoneux. Copland parle de l'érysipèle qui attaque la langue et la gorge.

Dans la thèse de M. Lepelletier (de la Sarthe) (2), il y a cinquante-deux observations qui ne rentrent pas toutes dans le sujet; il y a de simples phlegmons. Il parle d'une dame qui avait un érysipèle après la moindre écorchure. L'auteur conserve encore des vestiges de la tradition de l'âcreté des humeurs et de l'irritation; il formule, avec M. Velpeau, que l'érysipèle, sans complication d'une autre maladie, n'est pas contagieux. Dans le cas où d'autres maladies compliquent l'érysipèle, celui-ci doit être considéré seulement comme infectieux.

Il cite Tissot, qui dit que l'érysipèle périodique s'atta-

(1) Nous avons vu ce qu'ont dit ces auteurs.
(2) *Conc. de clin. chir.*, 1836.

que aux mêmes parties (1) ; l'opinion de John Kurt et Kuhn pour un érysipèle interne (2). Il nous apprend que la méthode ectrotique, la cautérisation du pourtour de l'érysipèle avec le nitrate d'argent, est due à Higginbottom.

Les traitements divers sont classés par M. Lepelletier sous les chefs suivants : méthode expectante, antiphlo-gistique, répercussive, dérivative, ectrotique, mercu-rielle, tonique, compressive, divisante.

Lepelletier se prononce contre l'érysipèle intermittent admis par M. Rayer (3).

Blandin, dans le *Journal des connaissances médico-chirurgicales*, année 1837, et dans une note commu-niquée à M. le professeur Nélaton, et que celui-ci a re-produite dans sa *Pathologie chirurgicale*, tome I, pense que l'érysipèle est à la fois une inflammation de la peau et des vaisseaux lymphatiques de la partie affectée...

L'érysipèle traumatique est remarquable par la prédo-minance de l'élément lymphatique qui le caractérise ; c'est l'inverse pour l'érysipèle non traumatique.

L'inflammation érysipélateuse commence par les vais-seaux lymphatiques de la peau et du tissu sous-cutané ; la rubéfaction cutanée est consécutive seulement ; aussi l'érysipèle débute-t-il localement par une tuméfaction des ganglions lymphatiques, dans lesquels se rendent les vaisseaux de la partie engorgée, qui sera rouge un peu plus tard, et généralement par un malaise particulier analogue à celui qu'on observe au début des inflamma-

____

(1) *Avis au peuple*, t. II.
(2) *Gazette médicale*, t. I.
(3) *Dictionnaire de médecine et de chirurgie pratique*, t. VII.

tions vasculaires. C'est par l'angioleucite que l'érysipèle est grave ; s'il ne se termine pas promptement par résolution, il s'accompagnera de symptômes typhoïdes analogues à ceux que l'on voit apparaître dans les inflammations vasculaires.

C'est en suivant les réseaux lymphatiques de la peau et du tissu cellulaire que l'érysipèle s'étend.

L'érysipèle est essentiellement voyageur, parce que c'est le propre des inflammations vasculaires de s'étendre, et qu'il y a, dans cette maladie, affection vasculaire. La propagation est le plus souvent centripète, parce que telle est la marche ordinaire de l'angioleucite.

Au début, l'érysipèle peut être attaqué avec avantage par les applications de sangsues sur les lymphatiques engorgés…,elles peuvent barrer passage à l'inflammation. Les sangsues sur la surface rouge de la peau ne sont adressées qu'à la rougeur cutanée, c'est-à-dire à l'élément le moins important de la maladie.

En 1838, dans les *Archives de médecine*, tome VIII, M. Velpeau, établissant, le premier, l'angioleucite comme une maladie distincte, dit que les angioleucites peuvent, par la réunion des bandes enflammées, donner l'aspect d'un véritable érysipèle, et il ajoute « que si les érysipèles des phlegmons de toutes nuances succèdent à l'angioleucite, c'est qu'en retenant les liquides dans les couches environnantes, cette maladie devient une cause puissante d'inflammation sur les confins du lieu qu'elle occupait. »

M. Velpeau dit que les cataplasmes mal préparés, que les croûtes sur les ulcères mal soignés sont les causes de l'angioleucite.

Franck (1826 à 1832) (*Méd. prat.*, trad., 1838) établit une variété infinie d'érysipèles : érysipèle local, rhumatismal, inflammatoire, gastrique, nerveux, des nouveau-nés, asthénique, symptomatique, de la fièvre intermittente, scorbutique, carcinomateux et lépreux. Son étiologie complète est rapportée dans la troisième partie de ce livre.

Finger (1842), dans une thèse (1) sur l'érysipèle, résume plus de deux cent cinquante observations d'érysipèles spontanés et traumatiques, mais sans en faire la statistique ; néanmoins il établit que les érysipèles sont très fréquents à la face et au voisinage des plaies ; il a constaté que l'érysipèle avait pour caractère de se terminer à ses limites par un bord net faisant une saillie ; mais il admet que les limites de l'érysipèle au cuir chevelu se reconnaissent à l'élevure de ses bords ; il eût été nécessaire de voir les observations à ce sujet, et le travail n'en contient que deux.

Dans un mémoire plus complet que tout ce qui avait été fait précédemment sur l'érysipèle des enfants (2) par Underwood, Richard (de Nancy), Billard, Valleix, Rilliet et Barthez (3), M. Trousseau rapporte à Hoffmann les premières remarques sur cet érysipèle, « umbilicam »regionem frequentius infestat », et il juge qu'Underwood est l'auteur qui semble avoir les idées les plus nettes sur l'érysipèle des nouveau-nés.

(1) Traduite dans le journal *l'Expérience*, t. X.

(2) *Journal de médecine*, 1844.

(3) *On the disease of children*, 1770, trad. franç. de Lefebvre, et *Traités des mal. des enfants*.

Ce que l'on trouve de nouveau dans le mémoire de M. Trousseau, c'est une description catégorique de l'érysipèle des nouveau-nés, qu'il rapporte à la cicatrisation tardive de l'ombilic, à la vaccine, à l'intertrigo, aux excoriations de toute nature ; la constatation de ce fait, affirmé par Underwood, que les érysipèles des enfants tendent à devenir phlegmoneux ; ce sont les remarques suivantes : que l'érysipèle est mortel chez les très jeunes sujets, qu'il est plus funeste dans les hôpitaux, que l'existence de fièvres puerpérales est une cause prédisposante pour l'érysipèle des nouveau-nés, qui arrive alors épidémiquement. C'est en dernier lieu que ces érysipèles s'étendent avec une rapidité inaccoutumée chez l'adulte.

Dans ce même mémoire, nous trouvons ce trait à propos des érysipèles périodiques des adultes : les lésions de la face sont presque toujours une petite ulcération, et il suffit de guérir l'écorchure de la face pour prévenir le retour de l'érysipèle.

Dans ce travail, il y a trois observations sur cinq d'érysipèles où il est manifeste que l'ombilic en suppuration a été le point de départ de l'érysipèle ; une fois c'est autour des boutons de vaccine ; une fois autour d'un furoncle.

Comme traitement, M. Trousseau employa le feu, le vésicatoire, le sulfate de fer sur trois enfants qui moururent.

L'alcool, les cataplasmes, l'onguent mercuriel avaient été appliqués dans les deux cas suivis de guérison.

M. Bouillaud (1846) (1) pense que l'érysipèle, au point

____

(1) *Nosographie*, t. II.

de vue de l'anatomie pathologique comme au point de vue des lésions, présente trois degrés. Au premier, il n'y a rien à constater sur le cadavre qu'une exfoliation de l'épiderme ; au deuxième, la peau est ramollie, elle contient de petits foyers purulents, il y a des vésicules pleines de sérosité purulente ; au troisième degré, la gangrène de la peau survient.

Pour M. Bouillaud l'inflammation érysipélato-phlegmoneuse a des rapports avec les inflammations des veines. L'érysipèle peut gagner les fosses nasales, il a même vu un cas mortel d'angine laryngée œdémateuse, chez un individu atteint d'un érysipèle de la face. L'érysipèle spontané est moins fréquent qu'on ne pense, et beaucoup d'érysipèles sont dits spontanés, parce qu'on n'en trouve pas la cause. Néanmoins, l'érysipèle suppose toujours une prédisposition qui favorise l'action des circonstances accidentelles qui peuvent alors produire l'érysipèle.

M. Bouillaud repousse l'idée de la contagion de l'érysipèle. Il admet l'épidémicité de l'érysipèle, et semble rapprocher de cette maladie l'acrodynie qui régna à Paris en 1828.

En 1837 M. Bouillaud avait dit (1) : les érysipèles de la face ont été très fréquents ces mois derniers, août et septembre. Des influences extérieures, nous n'en doutons pas, doivent jouer un grand rôle dans leur développement. Les constitutions médicales agissent quelquefois si puissamment que les moindres opérations deviennent impraticables à cause de la crainte d'une inflammation érysipélateuse.

____

(1) *J. des conn. méd.-chir*. Revue clinique.

Enfin en 1848 M. Masson (1) chercha à prouver que l'érysipèle et la fièvre puerpérale sont de même nature. Sa thèse est une compilation de réflexions des auteurs modernes, et nous n'avons guère vu de réellement important que cette allégation que, à la Maternité, pendant le cours d'une épidémie de fièvre puerpérale, les sages-femmes furent atteintes d'érysipèle, mais sans autres commentaires. Il résulte encore de la lecture des documents qu'il a réunis, par exemple : que de 1840 à 1841, à la Maternité, la fièvre puerpérale a régné pendant dix mois ; que de 1843 à 1844, à la Clinique, les fièvres puerpérales ont été ainsi réparties : septembre, 3 ; octobre, 7 ; décembre, 7 ; janvier 1844, 10 ; février, 2 ; mars, 6.

L'auteur fonde ensuite la coïncidence des érysipèles et des fièvres puerpérales sur les réflexions de Blandin (*Gazette des hôpitaux*, 1844) : les érysipèles sont très fréquents, et l'on ne saurait les attribuer qu'à une constitution atmosphérique.

M. Piorry (1848) (2), sans diviser l'érysipèle, dit dans ce qu'il appelle la télodermite ce qui a trait à l'érysipèle. Il appelle encore cette maladie une septico-dermite traumatique pouvant dépendre de l'absorption de liquides altérés.

Il croit à des analogies presque complètes avec la phlébite et l'angioleucite ; il ne croit pas prouvés les érysipèles bilieux, et les érysipèles spontanés sont, pour M. Piorry, dus le plus souvent à une plaie, une écorchure, un bouton ; et même pour l'érysipèle périodique il croit qu'il y

(1) Thèse de Paris.
(2) *Med. iatr.*, art. TÉLODERMITE.

à une lésion qui détermine l'érysipèle, comme un mal de dents une gingivite.

L'engorgement ganglionnaire, suivant cet auteur n'a pas la valeur que lui attribuait Chomel. Les érysipèles sur une saignée, sur une plaie, peuvent tenir à la malpropreté de la lancette, au linge à pansement sale.

Comme traitement, on trouve recommandés dans le livre de M. Piorry le vésicatoire *périphérique*, les sangsues sur le lieu même de l'érysipèle, et les traitements multiples, mais simples, tels que l'axonge, l'onguent mercuriel, les poudres d'amidon, etc., etc.

Rappelons ici qu'en 1833 (1) M. Piorry, comme M. Malle, a cherché à démontrer la propagation de l'érysipèle du cuir chevelu et de la face aux membranes du cerveau.

Ainsi, la conception de l'érysipèle, à partir de la renaissance, s'est transmise jusqu'à nos jours avec les documents de l'antiquité ; elle s'est enrichie depuis des découvertes de l'anatomie et de la physiologie, et la localisation des lésions tend à être nettement établie. C'est sur ce point de l'étude de l'érysipèle que le progrès médical a porté. Il n'en est pas de même de l'étiologie : depuis la division de la médecine et de la chirurgie, l'érysipèle a été envisagé à deux points de vue, il y a eu une fièvre érysipélateuse pour les médecins, et une tumeur ou une inflammation érysipélateuse pour les chirurgiens, et chaque théorie médicale a ajouté quelque caractère mystérieux à la fièvre érysipélacée. Notre époque, devenue plus sage,

____

(1) *Gazette médicale.*

s'est arrêtée, lasse de courir, d'incertitudes en incertitudes. Elle a recueilli des faits ; les interprétations cependant en ont été très variées, et il reste encore aujour-
d'hui plusieurs points en litige qui divisent les esprits.

L'érysipèle est-il une inflammation spécifique ? Est-il
contagieux ? Est-il épidémique autrement que la pneumonie et le phlegmon ? Telles sont les questions qui sont
posées, et que les faits n'ont point encore résolues.

Le traitement de l'érysipèle n'a point fait d'autres progrès que de se débarrasser des remèdes empiriques, d'emplâtres complexes ou de méthode thérapeutique exclusive.

BIBLIOGRAPHIE.

En dehors des livres complets de médecine et de chirurgie, en dehors des articles, de simples notes imprimées
dans les journaux sur l'érysipèle, nous avons compté cent
et quelques monographies sur l'érysipèle, qui nous auraient
demandé plus d'une année, je ne dis pas pour les lire,
mais bien pour les recueillir. J. Franck nous a laissé,
avec les indications du lieu et de l'année des publications, les titres des monographies de Hurnius, 1596 ;
Shœn, 1605 ; Bumeister, 1615 ; Mægling, 1621 ; Shil-
ling, 1621 ; Kueffer, 1640 ; Shlegel, 1640 ; Michaelis, 1655 ;
Metzeger, 1666 ; Shenck, 1666 ; Shneider, Winkler, 1679 ;
Wedel, 1682 ; Dessali, 1694 ; Mappus, 1700 ; Zahel, 1717 ;
de Pré, 1720 ; Juck, 1732 ; Cœlike, 1736 ; Richter, 1744 ;

Maclauchlin, 1755; Aurivillus, 1762; Hermann, 1762; Hoffinger, 1780; Helbach, Suttier, 1780; Vanderbelen, 1782; Gourlay, 1782; Kyper, 1783; Gulbrand (dans *Act. soc. med. de Havn*) et Ammon, 1790; Culley, Thierens, Gergens, 1792; Engelhart, 1797; Arnold, 1802; Renauldin, Lecourt Cantilly, 1802; Le Gueule, 1805; Terriou, 1807; Mariande, 1811; Beydelette, Rubbens, 1814; Brigandat, Sourisseau, 1815. Outre les indications des *Dictionnaires* en soixante volumes et en trente volumes, auxquels nous renvoyons, nous trouvons encore cinquante-sept thèses de Paris depuis 1815, sur l'érysipèle, et des articles de journaux sans nombre en Angleterre, en Allemagne, etc.; et en ajoutant cette nomenclature historique aux notes de la première et de la troisième partie de ce livre, nous avons à peu près réuni ce qu'il y avait d'utile à prendre pour suivre l'évolution de nos connaissances sur la nature de l'érysipèle.

DEUXIÈME PARTIE

OBSERVATIONS

RECUEILLIES PENDANT L'ANNÉE 1861 A L'HÔPITAL DE LA CHARITÉ,
SALLES SAINTE-VIERGE ET SAINTE-CATHERINE.

Difficile est proprie communia dicere.
(HORACE.)

PREMIER GROUPE.

31 OBSERVATIONS *dans lesquelles les conditions de développement variées ne prêtent pas à des considérations générales incontestables quoique déterminées.*

OBS. I. — Au mois d'octobre 1861, un malade entre salle Sainte-Vierge, n° 45, avec un panaris osseux de la première phalange du médius gauche et un gonflement de la face datant de huit jours. La rougeur qui avait existé disparaissait; le malade se trouvait bien, quoiqu'il eût la langue un peu sale. Des compresses d'eau de sureau furent appliquées pendant les quelques jours que le malade resta dans les salles.

OBS. II. — N..., âgé de vingt-deux ans, entre, le 4 février, à la salle Sainte-Vierge, n° 48, pour un érysipèle de la face, une tuméfaction rouge, luisante, sans limites fixes, diffuse, s'étendant sur la joue droite et le front. Les ganglions cervicaux et parotidiens sont engorgés. Le malade se plaint de douleurs cuisantes.

Ce malade porte la trace de scrofules anciennes; il n'a pas reçu de coups sur la face, pas d'écorchure; il dit seulement qu'il a eu un violent mal de tête il y a trois jours et qu'il perdit l'appétit.

Le malade est mis à la diète; deux pots de limonade citrique, et des compresses d'eau de sureau sont prescrits.

Les choses restèrent dans cet état jusqu'au 7 et au 8, où le malade se trouvait assez bien et prenait des potages.

Le 9, nouvelle poussée d'érysipèle à la même place qu'il occupait, mais sans fièvre. Diète, limonade citrique, compresses d'eau de sureau.

Le 10 et le 11, même état; le lendemain, la rougeur disparaît; le 14, le malade demande à sortir, la face étant encore un peu œdématiée.

Obs. III. — B..., âgé de dix-huit ans, entre, le 16 février, salle Sainte-Vierge, n° 4, avec une rougeur érysipélateuse de toute la moitié droite de la face; la peau est rouge, tendue, luisante, sans limites bien arrêtées, bords peu festonnés. Les ganglions parotidiens sont engorgés.

Le malade dit n'avoir eu aucune écorchure à la face, et accuse seulement un malaise général; depuis six jours, il n'avait plus d'appétit; il y avait à peine de la fièvre, et la langue était sale. — Eau de sureau, deux bouillons.

Le 17, même état; le malade se trouve cependant un peu mieux. — Même traitement.

Le 18, même état; même traitement. Le malade demande et il lui est accordé quelques aliments.

Le 19, le mieux continue, la rougeur disparaît; il ne reste plus que de l'œdème. Les jours suivants, le mieux est complet.

Le 24, le malade se lève un peu, l'appétit est excellent.

Le 26, les forces sont complétement revenues. Le malade sort guéri.

Obs. IV.—V..., âgé de vingt-quatre ans, entre, le 28 octobre, salle Sainte-Vierge, n° 9, avec un panaris profond du médius gauche. suite d'une écorchure avec une paille de fer. Le malade n'avait pris aucun soin de sa blessure, et le panaris s'était développé. Le 24, incision du panaris, cataplasmes; les jours suivants, le panaris marche vers la guérison. Le malade se levait et se promenait lorsqu'un érysipèle survint à la face, érysipèle avec gonflement œdémateux, qui s'étendit à toute la face sans autres symptômes qu'un peu de fièvre et la perte d'appétit. — Des compresses d'eau de sureau sont régulièrement appliquées; l'érysipèle céda en huit jours.

Obs. V. — C..., âgé de dix-huit ans, entre, le 15 octobre,

salle Sainte-Vierge, n° 18, pour une nécrose du tibia. Une incision est faite le 22, et un séquestre est extrait. L'opération dura assez longtemps (le malade était opéré à son lit). Un pansement simple fut appliqué; le 27, frissons, fièvre, vomissements. Un érysipèle se déclara sur toute la jambe, le pied se tuméfia énormément, et bientôt une plaque gangréneuse apparut sur le dos du pied. L'érysipèle se développait lentement, ses bords étaient nettement limités. Le malade avait néanmoins un peu de fièvre, et son délire était modéré. Au bout de douze jours, les accidents généraux cessèrent, l'érysipèle s'éteignit, et le malade se trouva tout à fait bien; la plaie de l'opération se cicatrisait.

Le 20 décembre, le malade, avec un malaise dont il se plaignait pour la première fois, présenta une plaque rouge, érysipélateuse, franche, sur la face interne du genou. Ce malade avait pour voisin un homme entré avec un érysipèle (obs. LIII). Le malade, questionné, nous apprit qu'il était resté hier levé toute la journée. Nous regardons sa plaie; elle était un peu rouge. Des cataplasmes furent appliqués sur la plaie, des frictions mercurielles furent faites sur la partie rouge; limonade, diète. Le lendemain, l'érysipèle s'était éteint un peu. Cinq jours après, il n'en restait plus de trace.

Le 1ᵉʳ janvier, le malade était encore dans la salle en voie de guérison.

Obs. VI. — D..., âgé de quarante-cinq ans, homme venu de province depuis quelques jours, entre, le 11 octobre, salle Sainte-Vierge, n° 3, pour une tumeur adénoïde parotidienne. Le 15, l'opération fut faite par M. Bauchet. La tumeur, qui avait des racines profondes, dut être enlevée avec les doigts, arrachée pour ainsi dire. — Pansement simple; bouillons, opium (5 centigrammes), tisane de camomille.

Le 17, le malade souffre de la gorge, qui est rouge; gargarisme aluminé.

Le 18, le malade se trouve mieux; le pansement est changé, la plaie contient un mélange de sanie et de pus. — Même traitement moins l'opium, potages.

Le 19, une rougeur érysipélateuse se développe autour de la plaie; fièvre, délire. — Cataplasmes, frictions mercurielles.

Le 20, la moitié de la face est envahie, l'érysipèle est nettement limité et d'une coloration lie de vin pâle, la plaie est tuméfiée et laisse écouler un pus ichoreux; fièvre, délire. Même traitement. Les jours suivants, l'érysipèle envahit le reste de la face et le cuir chevelu. Le malade meurt, après des phénomènes ataxiques bientôt suivis de coma, le 23 octobre.

A l'*autopsie*, nous n'avons trouvé aucune lésion appréciable; un peu de congestion de la substance cérébrale. Il n'y avait point de caillots dans les vaisseaux.

Obs. VII. — G..., âgé de soixante et dix ans, entre, le 24 avril, salle Sainte-Vierge, n° 11, pour une cataracte double, complète à droite, qui est opérée par abaissement le 1ᵉʳ mai. Le malade est très indocile pendant et après l'opération. — Bouillons.

Le 2, le malade est trouvé la tête cachée sous son oreiller. Céphalalgie, vomissements. Bouillons, lavements laudanisés.

Le 3, le pansement est tombé plusieurs fois dans la journée. Douleurs vives autour de l'orbite. Nous apprenons que le malade se frottait l'œil le jour même de l'opération. Le soir, fièvre, un peu d'œdème des paupières, soif vive.

Le 4, vomissements encore, tuméfaction et rougeur des paupières. — Compresses d'eau de sureau, diète.

Le 5, la cornée est ramollie, l'œil suppure; rougeur autour de l'orbite, engorgement des ganglions cervicaux. Limonade vineuse, compresses d'eau de sureau, frictions mercurielles.

Les jours suivants, un érysipèle devient de plus en plus manifeste; il occupe la tempe, la moitié droite de la face avec bourrelet saillant aux limites; nausées, fièvre encore. — Même traitement.

Le 10, 84 pulsations, pas de délire, langue sèche. L'érysipèle acquiert une nouvelle intensité et envahit la partie inférieure de la face.

Le 12, le cuir chevelu est sensible, un peu pâteux, agitation la nuit, fièvre, langue sèche. — Même traitement.

Le 13, 104 pulsations, prostration. L'érysipèle commence à envahir l'autre moitié de la face et descend sur le cou. Froid aux extrémités, douleur dans le bras gauche, pas de frissons.

Le 14, même état général, même état de l'érysipèle, qui occupe le cuir chevelu et toute la face, excepté le menton ; sur le bras gauche, traînées bleuâtres sans induration.

Le 15, moins de fièvre ; les traînées bleuâtres qui existaient sur le bras se sont transformées en rougeurs érysipélateuses. Même état de l'érysipèle.

Le 16, coloration jaune paille de tout le tégument externe, délire tranquille, douleurs articulaires, vomissements. Deux ascarides lombricoïdes sont rejetés ; œdème du scrotum. A l'avant-bras gauche, l'érysipèle se développe.

Le 17, tuméfaction du genou droit, abcès au niveau de la partie moyenne de la jambe droite, du même côté. 96 pulsations ; douleurs vives, délire doux. Même traitement. — Un vésicatoire en manchette est appliqué à l'avant-bras.

Le 18, respiration anxieuse, coma, pouls à 100, intermittent ; nausées, langue sèche, fuligineuse.

Le 19, même état. 104 pulsations, 42 respirations. L'érysipèle de la face est pâle, celui de l'avant-bras également, mais il n'a pas dépassé le vésicatoire. Un abcès existe au dos du pied. Le malade meurt dans le coma.

Autopsie. — La dure-mère, la pie-mère et le cerveau sont intacts ; quelques caillots mous, noirs dans le sinus latéral ; poumons congestionnés, hypostase évidente, le foie est pâle, un seul caillot de sang noir dans l'oreillette droite ; la rate molle ; les veines du cou sont remplies d'un sang noirâtre grumeleux ; caillots mous dans les veines du membre inférieur.

Pus bien lié dans l'articulation du genou et au niveau de la tubérosité interne du tibia, et dans l'articulation tibio-tarsienne droite. Rien dans les autres articulations.

Du côté de l'œil, épaississement de la choroïde et de la rétine ; point de caillots de la veine ophthalmique.

Aucune lésion des points où l'érysipèle était né, à part un peu de sérosité dans le tissu cellulaire.

Obs. VIII. — B..., âgé de quarante-six ans, salle Sainte-Vierge, n° 21. Plaie de la région pariétale gauche produite par le choc de la tête sur le bord d'un trottoir, à la suite d'une chute de voiture.

Un pansement simple est fait.

Le 1er janvier, la plaie est examinée; nous la trouvons irrégulière, à fond grisâtre et douloureuse. — Pansement simple, 2 portions. Le malade se lève et se promène.

Le 4 janvier, frisson, douleur du cuir chevelu au moindre contact, mais pas de rougeurs. — Potage, pansement simple.

Le 5, douleurs de tête, frissons nouveaux, anorexie. — Bouillons, pansement simple.

Le 6 janvier, douleurs au pourtour de la plaie; mais sans rougeur (le malade était chauve); consistance œdémateuse du cuir chevelu, frissons comme la veille, fièvre, même état. — Du reste, même traitement.

Le 7, nouveaux frissons prolongés, agitation, fièvre, la peau du crâne est rouge, douleurs vives, tuméfaction des ganglions cervicaux, chaleur vive, élancements dans le front. — 15 sangsues sur les ganglions, une boulette de charpie dans la plaie, cataplasmes, bouillons, limonade.

Le 8, érysipèle franc avec liséré sur les bords, ganglions toujours tuméfiés; les lèvres de la plaie sont boursouflées, fongueuses, blafardes, elles laissent couler de la sanie; fièvre, anorexie, soif vive, pas de délire. — Même régime, julep au perchlorure de fer, 1 gramme; cataplasmes.

Le 9, l'érysipèle a envahi le front et présente toujours à ses limites un bord liséré; délire et agitation la nuit. — Même traitement, compresses d'eau de sureau sur la face.

Le 10, l'érysipèle occupe le visage et les oreilles; fièvre, pouls plein, à 88 pulsations seulement, même état général, délire plus complet. — Même traitement.

Le 11, l'érysipèle envahit la nuque, le cou, œdème sous l'érysipèle, vésicules purulentes sur cette région. — Même traitement.

Dans la nuit, un peu de sommeil; sueurs abondantes sur tout le corps, un peu moins de fièvre, 70 pulsations; pas de selles depuis trois jours, lavement. — Même traitement.

Le 12, langue sèche, un peu plus de fièvre. — Julep au perchlorure de fer, 1 gramme; même traitement, du reste.

Le 13, l'érysipèle, qui n'avait pas augmenté, est descendu sur le dos, liséré sur les bords; mais les symptômes généraux s'amendent, la soif est moins vive, le pouls est moins plein, la plaie suppure un peu plus. — Un potage, même traitement.

Le 14, même état, épistaxis, le cuir chevelu n'est plus rouge, la plaie a bon aspect, le délire a cessé, il reste des rougeurs sur l'épaule droite, les ganglions cervicaux sont tuméfiés ; appétit, pouls à 60. — Bouillons, potages, le julep au perchlorure de fer est supprimé ainsi que les compresses d'eau de sureau.

A partir de ce moment, la plaie du crâne marche vers la cicatrisation ; les os dénudés, et que l'on trouve alors enfoncés, se recouvrent de bourgeons charnus en même temps que la peau se desquame et qu'il se forme deux abcès, l'un à la joue, l'autre à la région mastoïdienne ; ils sont incisés. Aucun phénomène de lésions cérébrales ne persiste, le malade a bon appétit et se nourrit. Le 24 février, le malade se plaint de sentir une douleur de tête qu'il compare à la sensation d'une violente pression, et quelques sensations variables qui disparaissent peu à peu.

Le malade sort guéri le 24 mars.

Obs. IX. — V..., âgé de dix-neuf ans, entre salle Sainte-Vierge, n° 43, le 9 septembre, avec une contusion du coude, avec plaies intéressant seulement la peau et gonflement énorme. — Cataplasme, repos absolu ; le malade se trouve promptement mieux, la plaie marchait vers la cicatrisation.

Le 7 septembre, un pansement simple est pratiqué. L'élève qui pansait le malade, peu habitué aux pansements, se borna à appliquer un papier brouillard enduit de cérat et une compresse par-dessus. Le malade, qui était à deux portions, se levait.

Le 8, frisson.

Le 9, fièvre intense, céphalalgie, langue sèche ; nous trouvons, en examinant le coude, le papier brouillard déchiré et la compresse frottant sur la plaie, qui est environnée d'une rougeur bien circonscrite à la partie moyenne de l'avant-bras, sans limites fixes en haut. — Application de laudanum sur toutes les parties rouges.

Le 11, vomissements, éructations, fièvre ; le malade a peur

de mourir, il se tourmente ; l'érysipèle a gagné la partie supérieure du bras. — Même traitement.

Le 12, même état, fièvre toujours intense. — Vésicatoire à l'épigastre, pommade au sulfate de fer, julep au perchlorure de fer, 1 gramme.

Un vésicatoire avait été placé sur la limite de l'érysipèle ; le soir, l'érysipèle était monté au-dessus du vésicatoire, sa coloration est bronzée.

Le 13, aggravation de tous les symptômes, coma vigil.

Le 14, même état.

Le 15 et le 16, l'érysipèle envahit le thorax ; vésicules purulentes sur le bras et l'épaule.

Le 17, même état, pâleur de l'érysipèle, coma vigil.

Mort, le 18.

Auptosie.— Aucune lésion, congestion des méninges, poumons, foie, rate à l'état normal, quelques petits caillots fibrineux mous dans le cœur.

Obs. X. — S..., cinquante-trois ans, entre le 24 septembre, salle Sainte-Vierge, n° 41, pour une carie du maxillaire inférieur suivie de fracture spontanée de l'os, avec communication de la bouche avec l'air extérieur à travers le foyer de la carie du maxillaire, existant depuis plusieurs jours.

Ce malade exhalait une odeur infecte et présentait les signes d'une infection putride ajoutés à ceux d'un épuisement déterminé par la perte continuelle de salive. — Des injections sont faites avec l'eau de Labarraque étendue d'eau, le malade est nourri avec du bouillon, du lait et du vin, cataplasmes sur la plaie extérieure.

Le 26, la langue est tuméfiée, d'un roux tirant sur le jaune, elle sort de la bouche, les gencives sont douloureuses ; le malade n'a pas de fièvre, pas de délire, il a la peau relativement très froide.

Le 27, la glossite superficielle atteint son maximum de tension, le malade est gêné pour respirer, néanmoins il peut boire encore.

Le 28, un érysipèle se déclare sur les lèvres, érysipèle pâle, à bords saillants, sans gonflement, il est constitué par deux plaques de la largeur d'une pièce de 5 francs, pas de fièvre ;

le malade a de la tendance au sommeil et se refroidit considérablement ; la langue a diminué de volume.

Le 29, il meurt sans présenter d'autres symptômes.

Autopsie. — Carie du maxillaire sans lésions organiques, fusées purulentes avec pus grisâtre, rétro-pharyngiennes; tous les tissus sont pâles, le poumon décoloré ; rien dans les autres viscères, aucune tracè de l'érysipèle des lèvres.

Obs. XI.—T..., entrée le 21 octobre, salle Sainte-Catherine, avec une kérato-conjonctivite ancienne, pour laquelle furent employés successivement un séton et des ventouses scarifiées, en dehors d'une pommade au nitrate d'argent, contenant 0,05 p. 30 d'axonge.

Le 6 décembre, seize jours après l'application des ventouses, la malade qui se levait et sortait dans les couloirs et les escaliers, fut prise d'une rougeur très vive à l'œil droit, circonscrite; la peau était tendue, brillante, et il y avait un engorgement ganglionnaire à la région sous-maxillaire, des compresses d'eau de sureau furent appliquées et la malade garda le repos ; cette poussée inflammatoire disparut en quelques jours.

Obs. XII.—F..., âgée de vingt ans, entre à la salle Sainte-Catherine, n° 17, le 12 juillet, avec un abcès sous-épidermique au talon, suite de marches prolongées. La malade, qui ne s'était pas soignée, se présente dans le service avec un abcès en bouton de chemise ; l'épiderme est enlevé, le pus sortait bien. — Cataplasmes.

Le 14 juillet, la plaie marchait vers la cicatrisation. — Pansement avec l'onguent de mère. La malade se lève.

Le 16, elle est prise de frissons suivis de chaleurs et de sueurs avec douleurs de gorge, langue blanche, soif vive, nausées, fièvre. — Gomme, bouillons, cataplasme sur le talon, qui est devenu un peu rouge.

Le 17, même état, frissons le soir.

Le 18, sur la partie antérieure du genou droit et autour des malléoles existent, des plaques roses chaudes, douloureuses, nettement limitées, à bords saillants, traînées roses partant de ces plaques, douleurs dans l'aine, 88 pulsations. — Bouillons, onctions, mercurielles. Le soir, nausées et vomissements, pas de délire.

Le 19, la partie inférieure de la jambe tout entière est recouverte de rougeurs manifestement érysipélateuses, la plaque du genou s'est agrandie ; même état général, douleur vive à l'aine. — Même traitement, vésicatoire volant à la partie interne de la cuisse, bouillons, limonade.

Le 21, toutes les plaques sont réunies, les rougeurs en se développant ont tourné autour du vésicatoire ; toujours des vomissements.— Poudre de belladone, 0^{gr},20 en quatre fois.

Le 23, l'érysipèle se propage lentement vers la racine du membre en formant encore à ses limites un liséré saillant ; 104 pulsations, encore des vomissements. — Même traitement.

Le 26, encore des vomissements, même état.

Le 28, la tuméfaction légère qui existait avec l'érysipèle à la jambe disparaît, le pied reste toujours œdématié, bien que la plaie ait un bon aspect ; la teinte de la rougeur s'est affaiblie, on sent aujourd'hui les ganglions de l'aine engorgés ; mieux général, un peu d'appétit. — Potages, même traitement, du reste.

Un bandage compressif est appliqué sur le membre.

Les jours suivants le mieux continue, les vomissements ont cessé.

Le 2 août, l'épiderme s'exfolie.

Le 6, la malade mange une portion. Ce jour, un petit abcès qui s'était formé sur le dos du pied est ouvert. A partir de ce moment, la jeune fille va tout à fait bien et sort guérie le 19 août.

Obs. XIII. — C..., âgé de vingt-quatre ans, entre le 28 octobre, salle Sainte-Vierge, n° 26, pour un phlegmon commençant au genou droit. Ce malade, amputé du pied du même côté, portait un pilon sur lequel appuyait le genou.— Frictions mercurielles, cataplasmes.

Le 30 octobre un peu de frisson est constaté.

Le 1er novembre, le pus étant réuni en foyer, une incision est faite, il sort du pus bien lié.—Cataplasmes ; trois portions.

Le 2, le 3 et le 4, quelques frissons dans la journée. — Même traitement ; bouillons.

Le 5, céphalalgie ; soif vive ; anorexie ; traînées d'angioleucite à la partie interne de la cuisse, avec engorgements des ganglions inguinaux correspondants.—Frictions mercurielles; cataplasmes ; diète ; sangsues sur les ganglions engorgés.

Le 6, plaques rouges autour du genou.

Le 7, le 8 et le 9, toutes les plaques se réunissent, la cuisse est recouverte d'un vaste érysipèle ; les phénomènes généraux n'ont pas augmenté. — Diète ; limonade.

Le 11, moins de fièvre ; l'engorgement ganglionnaire a disparu ainsi que les rougeurs de la cuisse ; elles demeurent au genou et à la jambe, et elles présentent ce caractère qu'elles sont disposées en plaques irrégulières, violacées au point de réunion, avec pâleur au centre. — Même traitement. L'abcès, bien vidé, se referme lentement.

Les jours suivants l'érysipèle disparaît. Le 19 il n'en reste plus trace ; le 25 le malade quitte l'hôpital, guéri de son phlegmon et de son érysipèle.

Obs. XIV. — T..., âgé de vingt-quatre ans, garçon fort vigoureux, entre le 20 juillet, salle Sainte-Vierge, n° 7, pour une plaie de la cuisse gauche, contuse, enflammée, produite, il y a trois jours, par un coup de pied de cheval.

La plaie est lavée et recouverte d'un pansement simple ; le malade mange une portion.

Le 22, le malade souffre de sa plaie qui est rouge, et de laquelle part une traînée rouge se dirigeant vers les ganglions. — Repos absolu ; cataplasmes sur la plaie.

Le 23, douleur plus vive, rougeurs plus marquées ; langue sale ; fièvre. — Cataplasmes ; limonade ; diète.

Le 24, érysipèle franc, tout autour de la plaie, avec liséré sur les bords ; les bords de la plaie sont blafards et laissent suinter un pus mal lié. — Lotions avec la décoction de quinquina ; cataplasmes. Mêmes phénomènes généraux ; même régime.

Le 25, éruption scarlatiniforme sur tout le corps ; l'érysipèle se confirme. Le malade a toujours de la fièvre, la langue sale, et des nausées.— Frictions sur les parties atteintes d'érysipèle avec de la pommade au sulfate de fer.

L'érysipèle continue ses progrès sur la cuisse et monte vers le tronc ; l'éruption a pâli cependant sous l'influence du topique répercussif; la plaie conserve son mauvais aspect. Les choses se passent ainsi jusqu'au 2 août, où la plaie est devenue le siége d'un phlegmon; un foyer purulent s'est formé; une contre-ouverture est faite et donne issue à une grande quantité de pus. Le malade est singulièrement amélioré, quoiqu'il ait toujours de la fièvre; il ne reste plus que quelques traces d'érysipèle qui disparaissent les jours suivants.

Les plaies entrent en suppuration; elles sont réunies par l'incision d'un pont de peau mortifiée, et la cicatrisation marchait à grands pas, sous un pansement simple, lorsque le 16 août, le malade ayant voulu se lever, et ayant fait quelques excès avec du vin et des provisions qu'on lui avait fait entrer, fut pris subitement de fièvre intense, 130 pulsations, puis de diarrhée.

Le 17, hémorrhagie, qui se reproduisit le soir et put être arrêtée par la compression.

Le 18, nouvelle hémorrhagie, malgré l'emploi du perchlorure de fer, et qui céda à la compression; le soir les bords de la plaie sont plus rouges, plus tuméfiés. — Cataplasmes renouvelés.

Le 19, 130 pulsations; délire, puis abattement; face tirée, jaune. Le malade tombe dans le coma et meurt dans la nuit.

Autopsie. — Au-dessous du fascia lata intact les muscles sont coupés, le fémur dénudé au milieu de tissus mortifiés baigne dans le sang et le pus; la plaie de la peau était en voie de cicatrisation; le cerveau était congestionné, et l'on a pu voir le liquide céphalo-rachidien légèrement coloré.

Les poumons sont le siége de noyaux apoplectiques manifestes, de la grosseur d'un pois, et disparaissant en exprimant le tissu entre les doigts; le foie est pâle, la rate hypertrophiée, ramollie en bouillie; rien dans les autres organes, rien dans les articulations.

Obs. XV. — V..., âgé de quarante et un ans, entre le 25 octobre 1861, salle Sainte-Catherine, n° 28, pour un kyste multiloculaire de l'ovaire.

Le 15 décembre, ponction de l'abdomen, injection iodée; compression sur le ventre; diète; repos.

Le 16 décembre, douleurs sourdes dans le ventre.

Le 17, augmentation des douleurs, avec maximum d'intensité à la partie inférieure de l'abdomen ; nausées ; langue rouge ; constipation ; la peau est chaude et le pouls fréquent ; vésicatoire sur l'abdomen ; les douleurs furent un peu calmées, mais le jour même la face devint rouge ; un érysipèle se déclara sur le nez et la face avec coloration violacée ; bords nettement dessinés par un liséré ; peu d'œdème.

Les jours suivants l'érysipèle envahit le cuir chevelu ; le délire survint, et la malade mourut le 3 décembre. Les frictions mercurielles et les boissons délayantes avaient été employées comme traitement.

Autopsie. — Quelques traces de pus et d'adhérences récentes entre les intestins et le kyste. Pas d'altération du cerveau et de ses membranes ; le péricarde est un peu poisseux ; les poumons sont peu congestionnés ; les vaisseaux ne présentent point d'altérations ; pas de caillots dans le cœur.

Obs. XVI. — Un homme âgé de soixante-six ans entre au n° 41, salle Sainte-Vierge, avec une hydrocèle dont il voulait être débarrassé. Ce malade portait en outre sur l'abdomen une plaie suppurante et en voie de cicatrisation, résultant de l'ablation ancienne d'une tumeur fibreuse. De plus il était affecté d'une bronchite chronique.

Le 2 février, une ponction et une injection iodée sont faites ; trois jours après le malade fut pris de malaise, un érysipèle partant de la piqûre du trocart s'étendit sur la région de la fosse iliaque droite, avec coloration rose, lisérée sur les bords. Les jours suivants l'érysipèle s'étendit un peu, puis pâlit sans que des symptômes graves se soient ajoutés aux malaises du malade, qui entra bientôt en convalescence. Il sortit guéri le 4 mars.

Obs. XVII. — J..., âgé de vingt-cinq ans, entre à la salle Sainte-Vierge, n° 51, au mois de décembre, portant une adénite sous-maxillaire suppurée. Ce malade pusillanime avait toujours reculé à se faire soigner, il avait même continué son travail. Lorsqu'il entra à l'hôpital, la peau, amincie, était sur le point de se rompre ; une incision fut faite, il s'écoula du pus en assez grande abondance.

Le lendemain 4 décembre, le malade ne se sentait pas énormément soulagé, le gonflement ne disparaissait pas. Les jours suivants des cataplasmes furent appliqués sur l'ouverture de l'abcès, qui était devenu irrégulier ; l'appétit ne venait point, le malade se levait néanmoins.

Le 10, un nouvel abcès s'était formé, une seconde incision fut faite ; le malade paraissait très content ; il se leva (il est admis, à l'insu des médecins, de par les gens de service, que quand on n'a que mal à la tête, on peut se lever et laisser faire son lit, à moins de gravité évidente).

Le 13, le malade est pris de frisson, et de vomissements le lendemain ; un gonflement inflammatoire douloureux survint.

Le 15, l'érysipèle était confirmé, la rougeur diffuse s'étendit à l'oreille et à la face. Dès les premiers jours le malade fut soumis à l'application sur le visage de compresses d'eau de sureau, et mis à la tisane de limonade. L'érysipèle gagna le cou et la face et finit par s'éteindre. Le malade guérit, et nous l'avons laissée à l'hôpital le 1.ᵉʳ janvier 1862 dans un bon état, et qui contrastait singulièrement avec celui dans lequel il était entré le 2 décembre.

Obs. XVIII. — M..., âgé de quarante-deux ans, porteur à la halle, entre salle Sainte-Vierge, n° 23, le 16 septembre, pour une plaie contuse du petit orteil droit, produite par le passage sur le pied d'une voiture chargée de sacs de farine ; le malade se rendit à pied à l'hôpital. Les tissus sont mâchés ; il n'y eut pas d'hémorrhagie. — Compresses d'eau froide ; le soir cataplasmes.

Le 17, le malade nous dit avoir beaucoup souffert. Compresses d'eau blanche sur le pied ; le malade mange une portion.

Les jours suivants, même traitement.

Le 19, inappétence ; malaises.

Le 20, rougeur inflammatoire et tuméfaction de tout le pied ; le soir, fièvre intense.

Le 21, les traînées d'angioleucite s'étendent du pied à l'aine, sur la face interne de la jambe et de la cuisse ; ganglions douloureux. — Une incision est faite sur le dos du pied.

Le 22, fièvre ; frissons ; la jambe est recouverte d'un érysipèle franc. Même traitement. — La plaie ne suppure pas.

Le 23, l'érysipèle envahit le genou ; les plaques angioleu-ciques disparaissent pour faire place à une rougeur diffuse.

Le 24, même état général ; tuméfaction énorme de la jambe ; cinq grandes incisions sont faites sur la partie inférieure de la jambe. Cataplasmes sur le pied ; frictions mercurielles sur la jambe et la cuisse ; émétique 0^{gr}10 en lavage, julep 4 gr. d'alcoolature d'aconit ; bouillons.

Le 25, fièvre, agitation, délire, soubresauts de tendons, respiration anxieuse ; toute la partie interne et antérieure de la cuisse est recouverte par une rougeur diffuse tirant sur le rose, avec liséré sur les bords, disparaissant à la pression sans donner la sensation de la tension caractéristique du phlegmon.

Le 26, même état général, même état de la plaie et de l'érysipèle.

Le 27, le malade meurt.

Autopsie. — Point de caillots dans les veines du membre inférieur ; pus dans le tissu cellulaire de la jambe, autour des incisions, fusées purulentes à la plante du pied. Les lympha-tiques de la cuisse et les ganglions auxquels ils se rendent contenaient du pus ; les poumons étaient congestionnés, ainsi que le cerveau et le foie. Rien du reste à noter ; point de cail-lots dans le cœur.

Obs. XIX. — V..., âgée de soixante-cinq ans, entre, le 14 janvier, salle Sainte-Catherine, n° 17, pour un encéphaloïde du sein gauche. La malade a un embonpoint considérable ; elle a eu déjà un sein amputé. Le 20 janvier, la malade accuse un peu de gêne pour respirer, de la toux et un malaise général. — Looch blanc, pilules, opium.

Le 1er février, ablation de la tumeur. La vaste plaie n'est pas réunie. Pansement avec charpie sèche, potion avec lau-danum (1 gramme), bouillons, limonade.

Le 2, douleurs, abattement, 88 pulsations. — Même trai-tement.

Le 3, langue blanche, douleurs lancinantes encore, la malade se dit extrêmement lasse. Quelques mouvements pour relever le lit ébranlent le bandage. La malade se plaint d'en éprouver des douleurs vives.

Le 4, premier pansement. Au fond de la plaie se trouve

un liquide roussâtre mêlé à de la graisse huileuse, fétide.
Rien aux bords de la plaie qui ne sont pas même tuméfiés.
— Même pansement et traitement. Potages.

Le soir. 128 pulsations irrégulières; pas de repos.

Le 5, la malade n'a pas dormi de la nuit; dysurie, sensation de picotement au niveau de la plaie, à partir de laquelle
une traînée rouge, inégale, lisérée à ses bords, se dirige vers
le sternum.

Le 6, l'érysipèle a gagné les hypochondres, surtout à droite.
Langue sèche, rugueuse; la malade ne va pas à la selle depuis
l'opération. — Compresses d'eau de sureau, pommade au
sulfate de fer, julep avec 30 grammes de sirop de morphine;
lavement.

Le 7, soif vive, langue sèche, rugueuse, délire. L'érysipèle
a envahi tout l'abdomen et prend une coloration bronzée.
— Quinze sangsues à l'aine droite. Même traitement.

Le 8, délire tranquille, langue sèche, voix éteinte, altération des traits, teinte jaune; 92 pulsations. L'érysipèle s'est
recouvert de vésicules pleines de sérosité purulente.

Le soir, la malade meurt.

A l'*autopsie*, on trouve le tissu cellulaire, la peau sans altération. La côte située au niveau de la plaie est friable, se
casse sous le doigt (peut-être y avait-il une infiltration encéphaloïde); les poumons sont très congestionnés. Pas de caillots dans le cœur, excepté dans l'oreillette, où siége un caillot
noir mou. Dans le foie, la rate, rien, si ce n'est qu'ils sont
plus mous qu'à l'ordinaire, si ce n'est que les veines contiennent du sang noir très fluide. Rien dans le cerveau et les
membranes, aucune lésion ailleurs.

Obs. XX. — S..., âgée de quarante-huit ans, entre, le
8 mars 1861, salle Sainte-Catherine, n° 29, pour une tumeur
adénoïde du sein droit. Le 12 mars, l'opération est faite. La
malade est mise aux bouillons et a une portion de vin.
— Pansement avec boulettes de charpie imbibées d'eau-de-vie
camphrée, recouvertes d'un linge cératé.

Le 13, bon état.

Le 14, le pansement est renouvelé. La plaie avait bon
aspect. — Une portion.

Le 17, nuit agitée, le matin fièvre, léger frisson. Même état les jours suivants. — Même traitement.

Le 20, frissons plus forts, traînées angioleuciques autour du mamelon, langue sale, appétit nul, fièvre. Le lendemain, des plaques rouges apparaissent autour de la plaie. L'érysipèle, avec rougeur, chaleur, élevures légères de l'épiderme, faisant relief aux limites de la rougeur, envahit successivement le sein, la moitié droite de la poitrine et le dos. Frictions mercurielles, cataplasmes.

Le 24, la plaie est pâle, sanieuse, mais la fièvre n'a pas augmenté. Le pouls est petit, l'appétit est nul et la peau est chaude et sèche.

Le 25, quelques phlyctènes formées par la réunion de vésicules pleines de sérosité louche; même état. — Même traitement.

Le 26, même état. L'érysipèle augmente encore, mais il est moins foncé.

Le 27, l'érysipèle occupe le côté gauche du tronc. La malade est abattue, se désole. — Même traitement.

Le 28, l'érysipèle pâlit. Diarrhée. Bismuth à l'intérieur. — Même traitement. Le soir, un peu plus de fièvre, délire.

Le 29, la diarrhée redouble. Mort.

A l'*autopsie*, aucune lésion appréciable de la peau ; il y a des caillots fibrineux dans le cœur et dans les vaisseaux principaux de la région où l'érysipèle s'est développé. Rien ailleurs.

Obs. XXI. — R..., âgé de cinquante-sept ans, entre, le 20 novembre, à l'hôpital, à la suite d'un coup de poing reçu sur l'œil, pour lequel il fut prescrit des compresses d'eau blanche que le malade appliqua ou n'appliqua pas. C'est ce dont il m'a été difficile de m'assurer soit en interrogeant le malade, soit en questionnant les gens de service.

Le 24, un érysipèle survint à la paupière d'abord, puis gagna la face sans provoquer toutefois de réaction vive.

M. Velpeau, constatant la localisation du mal à la moitié gauche de la face, et le caractère œdémateux surtout de cette variété d'érysipèle, pratiqua des mouchetures multiples et fit scrupuleusement appliquer des compresses d'eau de sureau sur la partie malade, et R... resta au repos absolu et à la diète. Les jours qui suivirent, le mieux se fit sentir, et le malade entra en convalescence le 7 décembre, où il lui fut accordé une portion. Le 13, il sortit de l'hôpital.

Obs. XXII. — M..., âgé de seize ans, entre, le 15 juillet 1861, salle Sainte-Vierge, n° 33, pour des brûlures au deuxième degré, multiples, de la face et des mains ; avec de l'alcool, les phlyctènes sont crevées, et l'épiderme dénudé est saupoudré de bismuth pulvérisé. Une portion. Le 18 juillet ; nausées, vomissements, fièvre, anorexie. — Diète, limonade.

Le 19, vomissements, fièvre ; la face est rouge, tuméfiée, le cuir chevelu commence à participer à l'inflammation.— Compresses d'eau de sureau, onctions mercurielles sur les oreilles. Même traitement.

Le 20, pouls fréquent, dur, délire ; l'érysipèle se propage au cuir chevelu. — Saignée de 300 grammes, eau de Sedlitz. Le malade n'avait pas été à la selle depuis son entrée.

Le 21, un peu de calme ; le soir délire.

Le 22, recrudescence ; le cuir chevelu est pris en entier ; le délire, l'agitation, les mouvements convulsifs redoublent. — Alcoolature d'aconit, 4 grammes.

Le 23, même état. Pilules nitro-camphrées. Les jours suivants, même état ; l'érysipèle ne fait pas de progrès ; la rougeur est moins intense, mais les phénomènes généraux sont les mêmes. — Six sangsues sont appliquées derrière chaque oreille. La diarrhée survient.

Le 28, coma. Mort.

Autopsie. — Exsudation de lymphe plastique sous l'arachnoïde, congestion des membranes et de la substance cérébrale. Rien dans les autres organes.

Obs. XXIII. — H..., âgé de cinquante-deux ans, entre, le 17 avril 1861, salle Sainte-Vierge, n° 2. Il a été brûlé par la flamme de ses habits en feu et porte, au bras droit, une brûlure présentant les deuxième, troisième et quatrième degrés. Jusqu'au 23, la brûlure suivait une marche ordinaire ; les eschares se détachaient sous l'influence de cataplasmes, le malade mangeait, se levait et se promenait. Le 24 et les jours suivants, la plaie se détergeait lentement. Des cataplasmes au coaltar furent appliqués.

Le 4, les eschares sont détachées entièrement.

Le 7, la plaie est blafarde; le coaltar est remplacé par un pansement simple et les lotions de quinquina.

Le 12, le mauvais aspect de la plaie engage à recourir de nouveau au coaltar.

Les jours suivants, le malade se plaignit d'être mal à son aise.

Le 18 et le 19, il n'avait plus d'appétit et présentait un peu de fièvre. Douleurs dans l'aisselle.

Le 20, rougeurs diffuses autour de la plaie, coloration rosée sans liséré sur les bords.

Le 21, l'érysipèle remonte sur tout le bras. Fièvre, langue blanche, anorexie, insomnie, frissons; la plaie est rouge, la cicatrice s'est détruite là où elle commençait à se former, c'est-à-dire aux points où existait la brûlure au troisième degré. Frictions mercurielles, diète, limonade. Les jours suivants, l'érysipèle envahit successivement et progressivement l'épaule et le tronc.

Le 30, il a atteint la ligne médiane en avant et en arrière; le gonflement œdémateux du membre est établi. Mêmes fièvre et anorexie, pas de délire.

Le 31, le malade a une gingivite mercurielle. Le bras n'est plus le siége de l'érysipèle; la chaleur, la rougeur, le gonflement ont disparu; la fièvre est tombée. — Bouillons.

Le 1er et le 2, l'amélioration continue; seulement, au niveau de la brûlure, des plaques ulcéreuses, avec rougeur périphérique, persistent et nécessitent un traitement long et varié, et le malade, dont l'érysipèle était terminé le 6 juin, resta encore jusqu'au 25 septembre à l'hôpital, où il reçut tous les soins qu'exigeait sa guérison.

Obs. XXIV. — D. ., âgé de cinquante-deux ans, entre, le 28 août, salle Sainte-Vierge, n° 15, pour une amaurose dont la lésion paraissait être une choroïdite chronique. Il séjourna à l'hôpital jusqu'au 10 septembre, se levant et se promenant. Le traitement qui lui était appliqué était du calomel à dose fractionnée.

Le malade devait partir à la maison de convalescence de Vincennes lorsqu'il se plaignit d'éprouver une douleur à la région trochantérienne, qui était survenue après quelques frissons. L'examen de la partie douloureuse apprit qu'il existait une plaque rouge, luisante, chaude, d'une coloration bronzée, avec relief sur les bords; l'haleine est fétide, la langue sale; il y a de la fièvre. — Cataplasmes, bouillons.

Le 11 septembre, l'érysipèle a gagné le pli de l'aine. Ganglions légèrement douloureux, mais pas engorgés. Fluctuation au point où a débuté l'érysipèle; incision.

Le malade a un peu de fièvre. Des bouillons lui sont accordés; limonade.

Le 12, l'érysipèle est descendu sur la cuisse, mais la peau est tendue, luisante, sans bourrelets aux limites. Trois incisions, frictions mercurielles. — Même traitement.

Le 13, la rougeur a gagné le genou; il y existe une plaque rouge un peu saillante sur les bords, mais les caractères du phlegmon diffus dominent cependant. — Même traitement.

Le 14, trois nouvelles incisions autour du genou.

Le 15, la face postérieure de la cuisse et de la jambe est envahie. — Même traitement.

Le 16, même état. L'érysipèle s'est arrêté à la hanche; la rougeur s'est éteinte; il ne reste plus qu'un vaste phlegmon diffus de la jambe et de la cuisse. Les incisions suppurent à la cuisse; elles ne donnent au niveau du genou que de la sérosité.

Le 17, un vésicatoire en gouttière est appliqué au tiers inférieur de la jambe, à la limite du mal. Toujours un peu de fièvre. Même traitement.

Les jours suivants, rien de changé, si ce n'est qu'un œdème considérable survient au pied.

Le 22, les plaies laissent écouler du pus mal lié, au milieu duquel se trouvent des lambeaux de tissu cellulaire mortifié. 64 pulsations.

Le 29, nouvelles collections purulentes autour du genou, tandis que la jambe est moins gonflée, ainsi que le pied. — Vin de Bordeaux, chocolat, bouillons.

Le 6 octobre, même traitement. Les incisions suppurent abondamment, le pouls est à 74, la peau n'est point chaude,

et cependant le malade s'affaiblit à vue d'œil.—Même traitement. Extrait de quinquina, 2 grammes.

Le 20, les choses sont encore dans le même état, les plaies
suppurant abondamment, mais ne se réunissant pas.

Le 11 novembre, l'amaigrissement du malade est extrême,
la peau de la jambe a une coloration terreuse, le malade n'a
plus la force de répondre aux questions qui lui sont faites ; il
a une tendance invincible au sommeil. Le malade continue à
végéter de la sorte jusqu'au 28 novembre.

A l'*autopsie*, quelques points blancs de ramollissement dans
l'hémisphère cérébral droit ; foyer apoplectique dans le corps
strié gauche, apoplexie rétinienne et quelques exsudats sur
cette membrane ; traces de pleurésie très ancienne ; rien aux
poumons, si ce n'est de la congestion passive ; pas de caillots
dans le cœur ni dans les vaisseaux, foie exsangue, rate d'une
consistance à peu près normale. A la cuisse, aucune lésion
vasculaire, foyers purulents vides à parois en putrilage.

Obs. XXV.—V..., âgé de trente deux-ans, entre le 29 juillet,
au n° 12, salle Sainte-Vierge, avec un ulcère variqueux et
quelques points rosés dans le voisinage ; le malade n'a pas
de fièvre. — 2 portions ; onguent de la mère ; le malade se lève.

Le 1er août, fièvre intense, frisson la veille au matin, la
langue est rose, la peau est bonne, mais les ganglions de l'aine
sont douloureux. — Un vésicatoire volant est placé à l'épigastre ; cataplasmes sur la plaie.

Le 2 août, les bords de la plaie sont grisâtres, les ganglions
augmentent de volume, pas d'appétit. — Cataplasme, diète.

Le 3, le malade s'est encore levé, pas de fièvre cependant,
la plaie a le même aspect, le pouls est à 60, la langue est sale.
— Bouillons, cataplasmes, repos absolu au lit.

Le 4 août, nouvel accès de fièvre, nouveaux frissons, tension de la peau de la cuisse avec rougeur intense et chaleur
vive ; traînées angioleuciques dans le creux poplité, langue
sèche, 80 pulsations. — Même régime.

Le 5, plaque rouge avec liséré sur les bords au pli de l'aine,
une plaque de même genre existe autour de l'ulcère ; fièvre et
frissons le soir. — 15 sangsues à l'aine, frictions mercurielles
sur tout le membre, diète.

Le 6, un peu de diarrhée, délire, 92 pulsations, la plaie est grisâtre, des plaques érysipélateuses se sont formées sur toute la jambe et la partie postérieure de la cuisse avec élevures sur les bords.—Même pansement, jul., alcoolat. d'aconit, 10 grammes.

Le 7, les plaques érysipélateuses se sont réunies et occupent toute la jambe ; œdème général du membre ; la plaque qui existait à l'aine ne s'est pas beaucoup étendue, mais elle est circonscrite par un liséré des plus manifestes. Même état général ; fièvre, 120 pulsations.—Même traitement. Julep avec alcoolat. d'aconit, 15 gram., vésicatoire sur la plaque de l'aîne.

Le 8 août, coma complet, respiration brève, précipitée, fièvre intense, pouls à 124. Une nouvelle plaque érysipélateuse rouge framboisée avec élevure sur les bords est apparue au-dessus du genou. — Vésicatoire en manchette, 2 grammes d'alcoolat. d'aconit dans un julep.

Le malade meurt le 9 août.

A l'*autopsie*, le cadavre est déjà décomposé, des gaz se sont formés dans les tissus ; œdème de la jambe, les vaisseaux lymphatiques sont gros et durs, un caillot pulpeux occupe leur intérieur, la veine saphène contient un sang séreux avec quelques caillots en grumeaux ; sang fluide, noirâtre dans le cœur, mêlé à des gaz (altérations cadavériques) ; rate diffluente, foie exsangue, splénisation des deux poumons, rien au cerveau.

Obs. XXVI. — Rachel S..., âgée de vingt-six ans, entre à la salle Sainte-Catherine, le 17 janvier 1861, pour une nécrose partielle du maxillaire inférieur. Cette malade, très pusillanime, chloro-hystérique, portait son mal depuis environ six mois ; des abcès successifs s'étaient déclarés, le dernier il y a douze jours.

M. Velpeau lui enleva, le 28 janvier, un séquestre par une incision d'environ 4 centimètres. La malade, qui avait été chloroformisée, eut une attaque d'hystérie après l'opération et une petite hémorrhagie capillaire facilement arrêtée. — Pansement simple, gomme sp.

Le soir, céphalalgie intense, vomissement bilieux, soif intense, insomnie.

Le 2ₑ, douleur au niveau de la plaie, dont les bords sont tuméfiés et rouges ; mêmes nausées. 135 pulsations, un petit séquestre est enlevé par la bouche, tisane de gomme, diète.

Le 30, rougeur vive de la face avec tuméfaction considérable de la joue et de la région sous-maxillaire, duretés sur les limites de la rougeur, les ganglions de la région sus-claviculaire sont tuméfiés, même état des voies digestives, pouls à 140. — Même traitement, frictions mercurielles, cataplasmes.

Le 31, même état général, l'érysipèle gagne le nez, la racine des cheveux; quelques vésicules pleines de sérosité sur la joue.

1ᵉʳ février, même état, toujours des vomissements et des nausées, délire, pouls à 124 ; l'érysipèle a gagné le cuir chevelu et le côté opposé à la plaie ; langue sale, pas de selles. — Eau de Seltz, lavement purgatif.

Le 2 février, même état que la veille, il y a eu deux selles. — Julep, laudanum, 1 gramme.

Le 3, vomissements et nausées, nuit très agitée, soif manifeste.

Le 4, nouveaux vomissements, délire, pouls à 116 ; l'érysipèle a gagné la joue gauche dans toute son étendue, les ganglions du creux sus-claviculaire sont moins engorgés. — Potion de Rivière.

Le 5, délire, agitation extrême; l'érysipèle a gagné le cuir chevelu, 120 pulsations.

Le 6, l'érysipèle gagne l'oreille, il est recouvert en ce point de bulles pleines de sérosité lactescente, pouls à 124. — Tisane de coquelicot, julep, alcoolature d'aconit, 4 grammes.

Le 7, délire, agitation, langue et dents fuligineuses, 120 pulsations, pouls petit, faible, l'érysipèle a gagné tout le cuir chevelu, il a disparu à la face.

Le 8, calme, sueurs abondantes qui n'existaient pas les jours précédents, 116 pulsations ; même état, du reste ; l'érysipèle n'a pas fait de progrès néanmoins.

La malade s'affaiblit considérablement, et elle meurt, le 7, à quatre heures du soir.

La plaie jusqu'au dernier moment n'avait pas changé d'aspect, les bourgeons charnus ne s'étaient pas développés.

Pas d'autopsie, la malade était israélite.

Obs. XXVII. — O..., âgé de cinquante-huit ans, entre le 26 décembre 1860, avec une plaie contuse du crâne sur laquelle un pansement simple fut appliqué.

Lorsque nous vîmes le malade, le 1er janvier 1861, il avait du subdelirium et la plaie n'était pas encore en voie de cicatrisation. Il y avait bien quelques bourgeons charnus au fond de la plaie, mais les bords étaient déchiquetés.

Le 2, un érysipèle survint à l'oreille avec un redoublement de fièvre, mais sans vomissements ; le cuir chevelu était légèrement œdématié; sans doute l'érysipèle existait au cuir chevelu depuis quelques jours.

Le 3 janvier, l'agitation continue, le malade paraît extrêmement inquiet. — Frictions mercurielles.

Le 4 et le 5, l'érysipèle gagne ; même état général, la langue est rouge, le pouls est à 90.

Le 6, la plaie, pansée avec l'onguent de la mère, est pâle ; même état général. —2 bouillons, mêmes frictions mercurielles.

Le 7, l'érysipèle est étendu de l'autre côté de la face, il se forme des phlyctènes pleines de sérosité louche, la fièvre a augmenté. — Compresses d'eau de sureau sur la face.

Le 8, un peu de rémission. — Même traitement.

Le 9, les phlyctènes qui recouvraient l'érysipèle ont augmenté, pouls à 80.—Même traitement, frictions mercurielles sur les rougeurs et eau de sureau ; 2 bouillons.

Le 10, même état.

Le 11 et le 12 l'érysipèle a pâli, il y a moins d'œdème, — Même régime.

Dans la nuit du 12, agitation extrême, délire, contracture, respiration haletante, langue sèche, 120 pulsations. — Julep ammoniacal, frictions mercurielles.

Le 13, la plaie, examinée, n'a pas changé d'aspect ; même état général.

Le 14, l'érysipèle de la face a pâli complétement, les contractures persistent, 104 pulsations. — Les frictions avec l'onguent mercuriel sont supprimées, tisane de gomme comme les jours précédents, potion ammoniacale.

Le 15, aggravation de tous les symptômes ; coma dans la journée, mort le soir.

À l'*autopsie*, on a trouvé un exsudat de lymphe plastique à la convexité des hémisphères cérébraux, de la sérosité abondante sous-arachnoïde et pas de pus, le cerveau et la dure-mère étaient très congestionnés. Entre autres particularités étrangères à la maladie actuelle, on trouva un ancien foyer apoplectique cicatrisé.

Obs. XXVIII.— V..., âgé de trente ans, entre à l'hôpital le 3 mai. Il a reçu sur la tête un pot de fleurs, qui a déterminé une plaie de 5 centimètres, à bords nets.

Des cataplasmes émollients sont appliqués sur la tête.

Les jours suivants, les bords de la plaie, qui s'étaient un peu tuméfiés, dégonflent, les bourgeons charnus se forment; le malade se levait (toujours en vertu du principe admis par les gens de service que les malades qui ont mal à la tête et peu de fièvre peuvent se lever pour laisser faire leur lit), il mangeait une portion.

Le 11, engorgement des ganglions occipitaux.—20 sangsues.

Le 12, diminution de l'engorgement.

Le 13, rougeurs autour de la plaie, fièvre, 80 pulsations, céphalalgie, vomissements.—Compresses d'eau de sureau, diète.

Le 14, érysipèle confirmé, léger œdème du cuir chevelu, un peu de délire.

Le 15 et les jours suivants les phénomènes généraux augmentent d'intensité; 100 pulsations, délire, la langue se sèche, la peau est brûlante; l'érysipèle avec liséré envahit la face, descend sur le cou et l'épaule droite; le malade ne va pas à la selle sans lavements. Pendant tout ce temps, des compresses d'eau de sureau sont appliquées sur le visage, le malade est tenu à la diète, et boit de la tisane de limonade.

Le 25, les phénomènes étaient arrivés à leur summum d'intensité, le bras droit est le siége d'une nouvelle poussée érysipélateuse. — Frictions mercurielles.

Le 26, l'état du malade reste stationnaire.

Le 27, un peu d'amélioration, la fièvre tombe, la tuméfaction de la tête et de la face a diminué.

Le 30 mai, l'érysipèle continue à descendre, le malade commence à comprendre les questions qui lui sont adressées. — Même traitement. Vésicatoire sur l'avant-bras droit.

Les jours suivants, l'érysipèle s'éteint à la face, au cou la peau commence à pâlir et à se desquamer, les phénomènes généraux cèdent peu à peu, mais il se forme un abcès sur le dos de la main droite, puis un autre sur la région trochantérienne, ils sont ouverts successivement; en même temps la peau était moins aride, la langue moins sèche. — Le traitement était continué, c'est-à-dire des compresses d'eau de sureau sur le visage, des frictions sur le cou et les bras avec l'onguent napolitain, de la tisane de gomme et un lavement émollient tous les jours.

Le 6, le malade a repris tout à fait sa raison, la fièvre était déjà tombée depuis deux jours.

Le 9, l'érysipèle est éteint; un nouvel abcès se forme en arrière du coude, le malade va très bien, du reste. —1 portion.

Le 10, l'abcès est ouvert, il sort du pus bien lié, bon état. — 2 portions.

La plaie, qui était restée stationnaire, marche rapidement vers la cicatrisation.

Le 20, le malade, qui se levait depuis quelques jours, demande à sortir.

Obs. XXIX. —M..., âgé de soixante-huit ans, entre le 9 juillet, salle Sainte-Vierge, pour une infiltration urineuse suite d'un rétrécissement uréthral.

Le 10, une incision est faite et donne issue à du pus et de l'urine, une mèche est introduite dans l'ouverture qui est large d'environ 3 centimètres. — Cataplasmes, chiendent nitré.

Le malade avait une fièvre intense, et exhalait une odeur urineuse des plus prononcées. Le soir, le malade est pris de frissons, le pus et l'urine ne coulaient pas bien au dehors, la mèche est enlevée.

Le 11 et le 12, même état; les bourses restent tuméfiées.

Le 13, nouvelles mouchetures.

Le 14, une rougeur diffuse apparaît sur le périnée; en même temps la fièvre redouble, le malade n'urine pas par la verge. Le soir, nouveaux frissons.

Le 15, un érysipèle franc, bronzé, avec bords lisérés, partant des bords de l'incision périnéale, remonte jusqu'à la ceinture; fièvre, pas de délire; le malade s'affaiblit considérablement.

—Même traitement, frictions mercurielles, vésicatoire à l'épigastre, looch blanc avec oxyde d'antimoine, 2 grammes.

Les jours suivants, le malade tombe dans le coma ; bien que l'érysipèle semble s'éteindre, il meurt le 19.

A l'*autopsie*, on trouve les lésions d'un abcès urineux, c'està-dire une vaste cavité communiquant d'une part avec la portion spongieuse de l'urèthre, de l'autre avec l'incision périnéale ; la rate est diffluente, les autres organes sont sains ; il y a une grande quantité d'urine dans le bassinet et la vessie, mais c'est là tout. Le sang est à peine coloré, point de caillots dans le cœur.

Obs. XXX. — C..., âgé de vingt-six ans, entre à l'hôpital de la Charité, salle Sainte-Vierge, le 25 juillet, pour une orchite blennorrhagique, traitée par la ponction de la tunique vaginale et les onctions mercurielles.

Le 7 août, le malade se plaint d'être enchifrené, d'avoir mal à la gorge, qui est trouvée rouge, le nez est également rouge et douloureux à la pression. — Potages, limonade.

Le 8 août, le nez est plus rouge, plus gonflé, engorgement des ganglions sous-maxillaires, fièvre, peau brûlante.— Même traitement.

Le 9, érysipèle franc de la face avec liséré à peine marqué, œdème considérable des paupières, un peu d'agitation, fièvre, langue sale, vésicules pleines de sérosité sur le nez, les douleurs de gorge ont cessé. — Même traitement, onctions sur le nez avec la pommade au persulfate de fer.

Le 10, même état général, l'œdème de la face disparaît peu à peu, mais le cuir chevelu est pris. — Même traitement.

Le 11, sueurs profuses, la peau du front est rouge, tendue ; pouls toujours à 84.

Le 12, deux épistaxis ; même état général.

Le 13, sensibilité vive du cuir chevelu, engorgement des ganglions cervicaux postérieurs, les oreilles sont rouges, tuméfiées.— Même traitement, julep additionné d'alcoolature d'aconit, 10 grammes ; bouillons.

Le 14, la peau de la face entière a repris sa coloration normal et se desquame, l'œdème disparaît, pouls filiforme toujours à 84 pulsations, somnolence.— Même traitement.

Le 15, les oreilles sont entièrement occupées par l'érysipèle.

Le 16, mieux général, la langue est humide, le pouls est moins élevé, la rougeur des oreilles pâlit.— Même traitement.

Les jours suivants l'érysipèle s'éteint, la fièvre a disparu, la peau des oreilles se desquame. — La pommade au sulfate de fer, l'aconit sont supprimés.

Le 20, deux petits abcès se sont ouverts au cuir chevelu, dans la région occipitale, le malade se lève, il est guéri de son orchite, qui a disparu pendant que s'est développé l'érysipèle.

Le 26, le malade sort.

Ce malade rentra depuis (le 5 septembre) à l'hôpital avec un abcès du cuir chevelu, à la production duquel concourut l'érysipèle. Il est probable que l'abcès commençait à se former au moment où le malade est sorti de l'hôpital. Du reste, nous n'avons pu pénétrer dans la vie privée du malade pour savoir s'il n'avait point commis quelque excès.

Obs. XXXI. — Enfin je rapporte ici une observation que je n'ai pu retrouver, et sur laquelle je n'ai que les notes suivantes :

Un jeune homme, âgé de dix-neuf ans, couché au n° 37, salle Sainte-Vierge, entre le 25 août avec une pustule recouverte d'une croûte, entourée d'une rougeur inflammatoire.— Des cataplasmes furent appliqués, puis le lendemain de l'onguent de la mère. Le malade ne souffrait pas. Tous les jours j'ai remarqué que son lit était fait.

Trois jours après, angioleucite nouvelle, fièvre. Un phlegmon ou plutôt un œdème avec rougeur se développe au pied, mais nulle part il n'y a de fluctuation.

Une rougeur rosée diffuse, sans limites bien tranchées, réunit les traînées angioleuciques, la peau semble épaissie. Plusieurs petits abcès circonscrits s'ouvrent seuls, deux nouveaux abcès sont ouverts. Pendant ce temps la rougeur était remontée sur la cuisse ; le malade maigrissait, avait de la fièvre mais pas de délire, et il reposait encore un peu la nuit. Pendant un mois les choses restèrent en cet état, et M. Velpeau ayant constaté un peu d'amélioration, un bandage compressif fut appliqué, et le malade commença à entrer en convalescence.

DEUXIÈME GROUPE.

22 OBSERVATIONS *où il est évident que l'érysipèle est parti d'une plaie non pansée, ou mal pansée.*

OBS. XXXII. — G..., âgé de soixante-quatre ans, entre, le 26 avril, salle Sainte-Vierge, n° 35, après être tombé sous une grille de fonte; il porte une fracture de l'orbite.—Ce malade est affecté, en outre, d'une broncho-pneumonie et a de la fièvre. Le 27 avril, une saignée est faite au malade. Compresses d'eau blanche sur la face, bouillons, gomme sucrée, julep, kermès, 20 centigrammes.

Les jours suivants, même traitement. Le malade tousse beaucoup et expectore du muco-pus en abondance; il a de la dyspnée, qui le force à se tenir assis sur son lit et ne dort pas.

Le 4 mai, le malade se plaint de souffrir du bras où a été pratiquée la saignée. Un érysipèle existe, remontant sur le bras et descendant sur l'avant-bras, avec œdème notable et liséré aux limites de la rougeur; la plaie de la saignée était ouverte et à nu. Frictions mercurielles.

Le 5, redoublement des symptômes de la broncho-pneumonie; l'érysipèle monte. Vésicatoire sur les limites supérieures de l'érysipèle. La plaie de la saignée suppure.

Le 6, agitation, fièvre, délire, soubresauts de tendons; l'érysipèle n'a pas dépassé le vésicatoire; les symptômes s'aggravent le soir, la dyspnée est arrivée aux dernières limites. Le malade meurt dans la nuit.

Autopsie. — Splénisation de la partie inférieure du poumon gauche; toutes les petites bronches sont pleines de pus; contusion et ramollissement rouge au niveau du lobe antérieur de l'hémisphère cérébral gauche, caillots mous, noirs dans le cœur et les gros vaisseaux.

OBS. XXXIII. — M..., âgé de trente ans, entre, le 5 septembre, salle Sainte-Vierge, n° 10. Ce malade, dans une rixe, a reçu deux coups de poing sur les yeux et est tombé la tête la première. Le malade se plaint d'un violent mal de tête et n'a pas le moindre appétit. Compresses d'eau blanche, diète.

Le 7, M. Velpeau découvre une petite plaie derrière l'oreille, vers l'apophyse mastoïde, qui paraît sans gravité ; néanmoins il y est appliqué un petit linge enduit de cérat, et je constate que ce pansement ne tient pas, et il n'est pas renouvelé le lendemain.

Cependant, les jours suivants, le malade fut pris de fièvre, la langue devint sale, et nous pûmes voir alors une rougeur diffuse, disparaissant sous le doigt, autour de la petite plaie.

Le 13, l'état général est le même, l'érysipèle se confirme, l'oreille est envahie, le cuir chevelu l'était déjà, des vésicules pleines de pus se forment sur les parties affectées. — Frictions mercurielles, diète ; le soir, délire.

Les jours suivants, l'érysipèle se propage à la face ; le délire, la fièvre, l'agitation continuent. Le 16, la mort arrive.

A l'*autopsie*, le cuir chevelu est trouvé infiltré de sérosité sanguinolente ; traînée purulente au voisinage de la plaie, fracture du frontal allant jusqu'à la suture temporo-pariétale, injection des méninges et de la substance cérébrale, contusion des lobes cérébraux antérieurs, surtout à gauche, du côté où existait la fracture.

Les autres organes étaient exempts d'altération.

Obs. XXXIV. —M..., âgée de soixante et onze ans, entre au mois de juillet, salle Sainte-Catherine, n° 17, pour une mélanose du globe de l'œil droit. Une suppuration abondante suivit l'opération, et le pus fétide séjournait dans la cavité orbitaire. Quatre jours après l'opération, un érysipèle survint qui envahit la face et la joue. Les symptômes généraux furent peu graves ; la malade avait seulement de la fièvre et la langue sale. Point d'appétit. Dès les premiers jours, des injections d'eau tiède, régulièrement faites, évacuèrent le pus de la cavité orbitaire. Des compresses d'eau de sureau étaient appliquées avec soin. L'érysipèle, limité à la moitié droite de la face, disparut en huit jours, et la malade voulut sortir de l'hôpital le 20 juillet.

Le 17 août, la malade rentre avec un érysipèle de la face,

côté droit ; la malade avait continué à mettre de la charpie sèche dans la cavité orbitaire, quoique cela lui ait été défendu. Nous avions remarqué plusieurs fois, pendant le séjour de la malade, que la présence de la charpie dans l'œil occasionnant la stagnation du pus, des rougeurs menaçantes apparaissaient sur les paupières.

La malade avait repris, chez elle, ses travaux, elle sortait dehors lorsque, le 14 août, elle fut prise de quelques maux de tête. La moitié droite de la face se tuméfia, devint rouge, sensible. Lorsque nous vîmes la malade, elle portait un érysipèle franc aux bords lisérés ; il y avait engorgement des ganglions sous-maxillaires, 88 pulsations, langue sale. Il y a un sentiment désagréable de prurit. — Compresses d'eau de sureau, quatre bouillons, limonade.

Le 19, le liséré terminal de l'érysipèle est à peine sensible, la rougeur disparaît. Même traitement. La plaie est lavée tous les jours avec de l'eau de sureau. Des lavements émollients sont prescrits.

Le 22, toute rougeur a disparu, la malade a de l'appétit. — Une portion.

Le 27, la malade sort. La plaie de son opération est complétement cicatrisée.

Obs. XXXV. — V..., âgé de cinquante-six ans, entre, le 25 juin, salle Sainte-Vierge, n° 25, avec un abcès circonscrit et un érysipèle diffus du cuir chevelu.

Ce malade avait reçu un moellon sur la tête qui avait déterminé une plaie de tête sans fracture. Mené à l'hôpital Lariboisière, il lui avait été fait une suture. Dix-sept jours après, le malade était sorti, mais un abcès existait déjà. Le malade, rentré chez lui, vit sa plaie se rouvrir de nouveau et donner issue à du pus fétide. Des cataplasmes furent appliqués. Six jours après, un érysipèle survint, et le malade entra à la Charité.

Nous trouvons une plaie sur la bosse pariétale irrégulière, laissant écouler du pus d'une odeur infecte et au fond de laquelle l'os est à nu. La peau environnante est tuméfiée ; l'oreille gauche, le front sont le siége d'un érysipèle avec rougeur et tuméfaction diffuse, et liséré seulement sur la joue. Fièvre, anorexie, délire la nuit. — Débridement de la plaie; frictions mercurielles, cataplasmes, bouillons.

Le 3 juillet, l'érysipèle, qui était resté limité à la face, s'est éteint peu à peu; il ne reste plus qu'une plaque sur la moitié droite de la face; la plaie s'est détergée, tous les phénomènes généraux ont cessé, le malade demande une portion. Même traitement.

Le 10, l'érysipèle a complétement disparu. La plaie du crâne se recouvre de bourgeons charnus. Pansement avec l'onguent de la mère.

Le 10, exeat.

Obs. XXXVI. — B..., âgée de cinquante-trois ans, entre, le 6 mars, salle Sainte-Catherine, n° 26. Cette femme, il y a environ un mois, s'est blessée à la main; elle n'a pris aucun soin de sa blessure. Une angioleucite est survenue; puis il s'est formé un commencement de phlegmon diffus à la main, traité par la malade elle-même, qui continuait néanmoins à vaquer à ses affaires.

A son entrée à l'hôpital, la malade présente sur tout le bras une coloration rouge avec tuméfaction et des vésicules pleines de pus. Les ganglions de l'aisselle sont à peine engorgés; la face est altérée, d'une coloration jaunâtre; le pouls est petit, à 80. — Cataplasmes, frictions mercurielles.

Le 7 mars, la malade souffre beaucoup; l'érysipèle gagne la partie supérieure du bras et l'épaule; il est d'une coloration tirant un peu sur le jaune, liséré sur les bords, saillant et irrégulier; le pouls est petit, à 90. — Traitement : bouillons, onctions mercurielles, cataplasmes sur le bras, poudre de bismuth sur les pustules.

Le 8, l'érysipèle a envahi le tronc et la poitrine. Délire doux, pas d'augmentation de la fièvre, la langue est sèche et se couvre de fuliginosités, la respiration est un peu précipitée, diarrhée, dyspnée. Même traitement. L'urine est évacuée. Il est prescrit pour le soir un julep avec vingt gouttes d'acétate d'ammoniaque.

Le 9, la malade meurt.

A l'*autopsie*, nous n'avons trouvé aucune lésion essentielle, sauf que le sang contenu dans les cavités du cœur était diffluent et contenait des caillots mous, sans traces de dépôts de fibrine.

Obs. XXXVII. — D..., âgé de soixante-trois ans, entre, le 19 novembre, salle Sainte-Vierge, n° 29, avec un érysipèle du membre inférieur droit. Il y a seize jours, le malade avait un abcès à la plante du pied ; il se traita chez lui ; mais dès qu'il put tenir sur pied, il reprit ses travaux, mais il ne put les continuer longtemps. La jambe devint le siége d'une rougeur causant des douleurs cuisantes et s'étendant à tout le membre.

Le malade porte, en outre, des croûtes sur des plaies non pansées au début et qui existent une sur la jambe saine et trois sur la jambe malade. L'abcès du pied est guéri.

La rougeur du membre est diffuse, d'un rouge tirant sur le jaune, disparaissant sous le doigt ; il n'y a point de cordons indurés sur le trajet des lymphatiques ; mais, par places, l'épiderme est soulevé par de larges phlyctènes contenant du pus. Ces plaques occupent la partie interne de la cuisse ; les bords de l'érysipèle, à la hanche, sont nettement arrêtés, bien que le liséré ne soit pas partout marqué.

Fièvre, agitation, un peu de délire, 100 pulsations, appétit nul, soif vive, langue blanche, selles régulières ; la face est abattue. Cataplasmes, onctions mercurielles, bouillons, 100 grammes de vin de Bordeaux.

Le 21, réaction le matin. Le soir, un peu plus de délire, l'érysipèle n'a pas fait de progrès. — Même traitement.

Le 22, adynamie plus prononcée. Même traitement. La cuisse pâlit.

Les jours suivants, même état. — Même traitement.

Le 26, la cuisse est revenue à son état normal, sauf qu'à la place où existaient les phlyctènes il y a des plaques gangréneuses. L'épiderme est enlevé sur toute la jambe ; le pied est gonflé, rouge, mais il n'y a pas d'abcès formé. — Cataplasmes, bouillons, vin, extrait de quinquina.

Le 27, le malade devient sensible au froid, quelques frissons. La mortification des eschares est complète.

Le malade a le pouls petit, la face abattue, une tendance invincible au sommeil.

Le 28, diarrhée. Les eschares commencent à se détacher. — Compresses d'eau-de-vie camphrée. Même régime. Sous-nitrate de bismuth (4 grammes), vin de quinquina (60 grammes).

Le malade continue à s'affaiblir. Les jours suivant, la diarrhée reprend. Le malade s'éteint le 2 décembre.

Autopsie. — Splénisation du poumon droit ; tous les autres organes ne présentaient pas d'altérations ; il n'y avait nulle part d'abcès métastatiques, le cœur ne contenait pas de caillots fibrineux ; il n'y avait que des caillots noirs, mous ; les veines contenaient du sang pâle, le foie était pâle, les méninges étaient épaissies, mais c'est là une altération qui ne diffère pas de celle que l'on rencontre chez tous les vieillards.

Obs. XXXVIII. — A..., âgée de cinquante ans, entre le 18 février pour une nécrose de la phalangette du gros orteil. Malade pusillanime, redoutant toute opération, s'inquiétant sans cesse. La portion d'os nécrosée fut enlevée le 1er mars, la malade étant soumise à l'inhalation par le chloroforme. — Pansement simple avec un cataplasme par-dessus ; bouillons, potages.

Du 8 au 18 avril, la plaie marchait vers la cicatrisation, la malade se plaignant toujours et demeurant on ne peut plus maussade.

Le 18, des maux de tête violents apparurent, et l'examen du cuir chevelu nous apprit qu'il y existait des croûtes sur des écorchures anciennes.

Le 19, embarras gastrique, langue sale, appétit nul. Tisane de limonade. Quelques ganglions engorgés existent à la région sous-maxillaire.

Le 20, fièvre intense, délire, rougeur diffuse au front, avec œdème, limité par un liséré saillant. — Compresses d'eau de sureau. Le soir, frissons.

Le 21, l'érysipèle descend sur la face ; le cuir chevelu est légèrement œdématié ; le doigt, glissant sur la peau, laisse une faible dépression, mais qui n'est pas moins caractéristique. Soif vive ; langue sèche ; délire. — Même traitement.

Le 22 et le 23, même état. — Même traitement.

Le 24, propagation de l'érysipèle à toute la face, mais pas

d'aggravation des symptômes généraux. Les jours suivants, même état ; tous les deux jours une selle après un lavement.

Le 5 mai, la rougeur et l'œdème ont beaucoup diminué, mais un abcès s'est formé dans la paupière supérieure, et est ouvert.

Le 7, un nouvel abcès se forme. L'état général est néanmoins meilleur, la malade prend quelques bouillons et un peu d'eau rougie. La malade a pourtant encore du délire, et demande avec instance à partir de l'hôpital.

Le 8, l'érysipèle, qui avait diminué au front, reparut pour s'éteindre de nouveau le lendemain.

Le 9 et le 10, amélioration.

Le 12, la malade hors de danger part chez elle terminer sa guérison.

OBS. XXXIX. — L..., âgé de vingt-cinq ans, entre le 1er mars, salle Sainte-Vierge, pour un érysipèle de la face ayant apparu le matin. Le front, le nez et les oreilles sont le siége d'un gonflement ; la peau est rouge, luisante, sans liséré aux limites de la rougeur ; uné toute petite plaie en suppuration à la racine du nez, qui pouvait passer inaperçue à un examen superficiel, nous indiqua l'origine de l'érysipèle ; les ganglions sous-maxillaires sont tuméfiés, douloureux ; il y a peu de fièvre. — Diète, limonade ; compresses imbibées d'eau de sureau.

Jusqu'au 10 mars l'érysipèle suivit la marche accoutumée, il se promena sur le visage et s'éteignit peu à peu, pendant que le malade, ne souffrant pas du reste, prenait quelques bouillons.

Le 10 mars, le malade fut pris de diarrhée, il lui fut prescrit 4 grammes de sous-nitrate de bismuth, la diarrhée s'arrêta.

Le 11, le malade allant de mieux en mieux demanda une portion.

Le 18, il sortit guéri.

OBS. XL. — D..., âgé de quarante-six ans, entre le 7 janvier, salle Sainte-Vierge, n° 42, portant une plaie à la région frontale, à peu près cicatrisée. Cet homme avait repris ses travaux depuis plusieurs jours, la peau était endolorie, et il entra à l'hôpital avec une plaque rouge, luisante, érysipélateuse, occupant le front, et qui le lendemain gagna l'oreille. Dès l'entrée du malade, des compresses d'eau de sureau furent régulièrement appliquées pendant six jours, et le malade garda un repos absolu. En six jours l'érysipèle avait disparu, et la plaie étant complétement cicatrisée, le malade sortit.

Obs. XLI. — P..., âgé de vingt et un ans, garçon robuste, entré salle Sainte-Vierge, n° 32, reçut, le 17 septembre, un moellon du poids de trente livres environ, tombé d'un troisième étage ; il perdit connaissance et fut ensuite amené à l'hôpital où, me trouvant de garde, je constatai une plaie de tête intéressant toute l'épaisseur du cuir chevelu, qui était comme mâché, plus une fracture du crâne avec enfoncement des fragments, mais sans mobilité.— De l'eau glacée fut appliquée sur la plaie.

Le 18 et le 19, même état. — Bouillons.

Le soir de ce dernier jour le malade avait de la fièvre et quelques frissons ; la plaie était sèche, les compresses mouillées n'avaient pas été suffisamment renouvelées ; la plaie, du reste, n'avait été en rien modifiée. — La tête fut rasée complétement et un large cataplasme environna toute la tête ; diète.

Le 20, fièvre, 120 pulsations ; un érysipèle s'étendait de la plaie à l'oreille ; une rougeur, avec élevure sur les bords, sans œdème ; le soir, délire. — Même pansement ; application de laudanum sur l'érysipèle ; tisane de limonade sulfurique.

Le 21, fièvre, délire, soubresauts des tendons ; l'érysipèle est un peu descendu ; la plaie est toujours dans le même état. — Un vésicatoire est appliqué sur la tête.

Le 22 et le 23, même état ; une amélioration à peine sensible semble se manifester.

Le 24, même état ; le délire reprend, la fièvre augmente ; l'érysipèle est descendu sur la joue droite, dont il n'occupe que la partie supérieure.

Le 25, agitation extrême, délire furieux, pulvérulence des narines ; langue sèche ; fièvre intense, 140 pulsations ; on est obligé de mettre la camisole de force au malade ; l'érysipèle n'a fait aucun progrès ; il n'y avait pas trace de paralysie. Le malade succomba dans la nuit.

A l'*autopsie*, on trouva une fracture avec enfoncement des os du crâne, au niveau de la suture bipariétale, avec un caillot très mince entre la dure-mère et les os du crâne ; les sinus ne contenaient point de caillots ; l'arachnoïde, la pie-mère étaient très congestionnées, et présentaient des arborisations vasculaires très abondantes ; la surface séreuse présentait un état poisseux caractéristique ; il n'y avait rien dans les autres viscères.

Obs. XLII. — P..., âgé de trente-quatre ans, entre le 18 novembre, n° 35, salle Sainte-Vierge. Il s'est donné un coup de merlin sur le pied. Plaie, fracture du gros orteil. — Pansement simple ; une portion.

Le 19 novembre, angioleucite ; ganglions de l'aine engorgés.

Les jours suivants le malade éprouve des envies de vomir, il a de la fièvre. — Diète ; limonade ; frictions mercurielles sur le membre.

Le 20, une plaque érysipélateuse apparaît sur le côté droit du thorax. Un examen attentif nous permet de constater que l'érysipèle est parti d'une écorchure à la fesse, sur laquelle il existe une croûte. L'angioleucite du membre inférieur a disparu, il ne reste plus maintenant qu'un phlegmon du pied, avec abcès, réunis en foyer à la plante du pied, et qui sont incisés. — Même traitement du reste.

Les jours suivants, fièvre ; toujours nausées ; langue sale ; constipation. — Vin de Bordeaux. — Plusieurs fois le soir nous avons remarqué une excitation assez vive. Pendant ce temps l'érysipèle gagne le dos, le bras, descend sur la cuisse, présentant une coloration rosée, et des bords avec un liséré manifeste. — Aucun traitement local ne fut appliqué, que l'onguent napolitain ; le malade ne prenait aucune potion à l'intérieur ; cataplasmes sur le pied.

Le 8 décembre, l'érysipèle s'est éteint ; le malade a repris de l'appétit ; les plaies du pied suppurent toujours, mais il ne se forme plus de nouvelles collections purulentes.

Le 1ᵉʳ janvier, le malade est encore convalescent dans la salle Sainte-Vierge.

Obs. XLIII. — L..., âgé de vingt-trois ans, entre le 13 novembre 1861, salle Sainte-Vierge, n° 19. Plaie contuse du quatrième orteil du pied gauche. Pansement avec des bandelettes de diachylum en ville, et le malade continue son travail. A son entrée le malade portait une rougeur diffuse, avec œdème, occupant tous les orteils et le pied ; l'épiderme du deuxième orteil était soulevé, distendu par du pus ; la peau était chaude, et le malade se plaignait seulement d'engourdissement et d'une chaleur pénible.

Une plaque rouge avec liséré sur les bords existe sur la face antérieure de la jambe ; il en existe une semblable à la plante du pied ; la peau de la face interne de la jambe est rose, et l'on sent par places des nodosités ; les ganglions de l'angle inférieur du triangle de Scarpa sont engorgés ; le malade a néanmoins de l'appétit ; le pouls est à 80.

Le 14, M. Velpeau diagnostique une angioleucite. — Cataplasmes sur le pied ; frictions mercurielles sur le membre.

Le 15, les plaques s'agrandissent ; même état général ; le soir, fièvre.

Le 16, même état ; un petit abcès est ouvert au niveau de la racine du cinquième orteil.

Le 17, plaques rouges, saillantes, irrégulières à la cuisse. — Onctions mercurielles ; 15 sangsues sur les ganglions engorgés.

Le 18, les plaques s'étendent et se rejoignent.

Le 19, la moitié inférieure de la cuisse et la jambe sont recouvertes de plaques qui ont tous les caractères des plaques érysipélateuses ; fièvre peu intense. — Même traitement

Le 26, les plaques rouges ont disparu ; le pouls est bon, 68 pulsations ; la peau de la jambe a repris sa coloration normale, il reste seulement un peu d'œdème qui disparaît grâce à un bandage compressif. Le malade part à Vincennes le 4 décembre.

Obs. XLIV. — C..., âgé de quarante-cinq ans, entre à la salle Sainte-Vierge, n° 34, le 15 juillet, avec un érysipèle de la face et du cuir chevelu. Les personnes qui ont amené le malade nous ont dit qu'il était tombé, et il portait sur le nez une petite plaie. Le cuir chevelu présentait un œdème diffus, gardant l'empreinte du doigt, auquel il donnait la sensation d'une mollesse, caractéristique des érysipèles du cuir chevelu; la face est rouge, peu œdématiée (sans doute l'érysipèle datait depuis plusieurs jours); les oreilles sont tuméfiées, rouges, et recouvertes de quelques vésicules; fièvre, délire furieux, langue sèche; soubresauts des tendons de l'avant-bras. Le malade meurt dans la journée.

Autopsie. — Injection des méninges et de la substance cérébrale; rien du reste dans les autres organes.

Obs. XLV. — L..., âgé de cinquante-sept ans, entre, le 17 septembre 1861, salle Sainte-Vierge, n° 42, pour une fracture de l'extrémité inférieure du radius sans déplacement, et une fracture du col anatomique de l'humérus avec épanchement sanguin dans le foyer de la fracture. A l'entrée du malade, des cataplasmes sont appliqués; le membre est placé sur un coussin.

Le malade, peu soucieux de son état, ne restant point tranquille, un bandage dextriné est appliqué sur tout le membre. Le malade a bon appétit et mange trois portions.

Les jours suivants, le malade se lève et continue à bien aller jusqu'au 20 septembre. A ce moment, on constate que la fluctuation au niveau du foyer de la fracture a augmenté; puis le malade a quelques frissons. — Bouillons.

Le 21, le malade dit que son bandage le serre un peu. Le bras est tenu élevé; le malade se trouve mieux.

Le 25, le malade se plaint de nouveau que son bandage est trop serré. Nouveaux frissons, fièvre. Le bandage est enlevé, et nous constatons que le membre est uniformément tuméfié, et qu'il existe, au niveau du poignet, une excoriation circulaire produite par le bandage. Cette excoriation est entourée de rougeurs vives, un érysipèle en un mot. — Cataplasmes.

Le 26, le malade se plaint de souffrir de tout le bras, qui est entièrement recouvert par un érysipèle à bords saillants. En même temps, le malade a la peau chaude, une fièvre intense, la langue sèche, mais pas de délire. Le foyer de la fracture est le siége d'une fluctuation évidente. Un vésicatoire est appliqué à la racine du bras sur la limite de l'érysipèle.

— Extrait d'opium, quatre pots de limonade, julep (10 centigrammes).

Le 27, le vésicatoire n'a pas pris tout autour du bras, l'érysipèle a envahi les points respectés par le vésicatoire et est passé au delà. Des traînées existent sur le point correspondant au foyer de la fracture. Frictions mercurielles, cataplasmes.

Le 28, l'érysipèle gagne le tronc; il est nettement limité. — Même traitement.

Le 29, coloration bronzée de l'érysipèle du tronc.

Le 20, même état.

Les jours suivants, le foyer purulent augmente, l'érysipèle envahit encore. Fièvre modérée, 80 pulsations; la langue est sèche, respiration courte, anxieuse; somnolence, teinte jaune de la face. Le malade est soumis aux applications successives d'onguent mercuriel et de pommade au sulfate de fer. — Même traitement.

Le 4 octobre, même état. Prostration, abattement. — Valérianate d'ammoniaque (6 grammes), vésicatoire sur l'épigastre; même traitement, du reste.

Le 5, l'érysipèle a pâli un peu; il a une coloration tirant sur le jaune. — Même traitement.

Le 6, diarrhée. — Eau de riz.

Le 7, même état. Le soir, la teinte jaune de la face est plus complète. Prostration complète.

Le 8, coma. Mort.

L'*autopsie* du poignet et de l'articulation scapulo-humérale peut seule être faite. Au radius, il existait une fracture avec enfoncement des fragments et sans déplacement. A l'humérus, fracture comminutive de la tête humérale avec suppuration dans le foyer de la fracture, et fusées purulentes entre les couches musculaires de la racine du bras, pas de phlébite des veines voisines.

Obs. XLVI. — D..., âgé de trente-cinq ans, entre salle Sainte-Vierge, n° 34, pour une fracture comminutive de la clavicule, et contusion du poumon droit, à la suite d'une chute dans un égout. Le malade était ivre au moment de l'accident. Il y avait une plaie au niveau de la fracture.

Le 23 septembre, cataplasmes sur la plaie de la fracture.
— Bouillons, limonade.

Les jours suivants, le malade est pris de dyspnée plus forte.
— Vésicatoire sur le côté droit de la poitrine.

Le 28, traînée rouge sur le bras gauche, avec plaques disséminées à bords élevés sur toute la face antérieure de
l'avant-bras ; peu de douleurs.

J'examinai attentivement le malade, et je trouvai, pour la
première fois, une plaie recouverte d'une croûte sur le bord
interne du pouce et la racine de l'ongle. Le malade n'éprou-
vait d'autre malaise qu'un peu de fièvre et une dyspnée un
peu plus forte.

Le 29, l'érysipèle se confirme, tout le bras est envahi, mais
l'érysipèle est pâle, bien que limité nettement. — Antimoine
diaphorétique dans un loooh.

Le 30, l'érysipèle remonte toujours.

Les jours suivants, il gagne la poitrine, le dos, passe du
côté opposé sans atteindre la petite plaie de la fracture, toujours recouverte de cataplasmes. Même traitement moins l'antimoine ; bouillons.

Le 4 octobre, suppuration par l'ouverture de la plaie correspondant à la fracture. L'érysipèle s'éteint, la fièvre est
peu prononcée le matin, et a des redoublements le soir. Pendant ce temps, la respiration devenait un peu plus facile ;
l'expectoration, quoique abondante, ne contenait plus ni sanie
ni pus. Le malade se trouvait mieux, quoiqu'il maigrît ; il
prenaitquelques aliments solides.

Le 19, deux abcès sous-cutanés se sont formés sur le bras
gauche, à la face postérieure ; ils sont incisés.

Le malade qui, depuis l'application d'un nouveau vésicatoire, se trouvait mieux, est pris d'un point de côté à droite.
Une fenêtre avait été ouverte au-dessus du lit du malade dans
la journée, et quoiqu'il ne se plaignît pas d'avoir eu froid,
je n'hésite pas à attribuer à cette imprudence l'apparition
de la pneumonie qui survint. Le malade succombe épuisé le
29 octobre.

Autopsie. — Le cadavre est émacié ; le poumon, qui avait
été contus, est transformé en une bouillie grisâtre, entourée

en avant par du tissu pulmonaire sain, en arrière par du tissu pulmonaire siége d'une hépatisation grise manifeste. Un foyer purulent existait au niveau de la fracture. Les autres organes ne présentaient point d'altération. Quelques caillots peu volumineux dans le cœur gauche.

Obs. XLVII. — L..., âgée de vingt-deux ans, entre, le 23 août, salle Sainte-Catherine, n° 8, pour une métrite du corps de l'utérus consécutive à des excès de rapports sexuels. La malade était pâle et avait un médiocre appétit. Un léger mouvement fébrile était survenu avec des douleurs abdominales, à la suite de son époque, les règles cependant avaient été abondantes. Douze sangsues sont appliquées à la vulve. La malade éprouve quelque soulagement; elle mange avec assez d'appétit; mais l'amélioration n'étant pas assez sensible, M. Velpeau juge utile de lui faire appliquer un vésicatoire sur l'abdomen. Le vésicatoire soulage complétement la malade; celle-ci, heureuse de se trouver dans cet état, ne se fait aucun scrupule de se lever dès qu'elle ne souffre plus de son vésicatoire; elle allait sur l'escalier, et je ne suis pas sûr qu'elle ne descendit pas au jardin.

Le 12 septembre, la jeune femme est prise de fièvre.

Le 13, nous la trouvons avec 95 pulsations, la langue sale et la peau brûlante. Sur la région iliaque de la paroi abdominale, des traînées rouges partent d'un coin de la plaie du vésicatoire encore en suppuration sous des croûtes, traînées mal limitées, faisant une saillie sensible et appréciable sur la peau. — Frictions mercurielles, limonade, diète.

Le 14, les plaques se sont réunies et recouvrent déjà la partie supérieure de la cuisse. Liséré sur les bords, coloration rouge fauve. Même état général. — Même traitement.

Le 15, même état, l'érysipèle ne progresse pas, le vésicatoire a donné une assez grande quantité de pus. Julep, alcool, d'aconit (4 grammes): même pansement; bouillons.

Le 16, même état; un peu d'amélioration cependant.

Le 17, l'érysipèle a tourné autour du vésicatoire; cependant il n'a point passé de l'autre côté.

Le 18, l'érysipèle s'éteint. — Même traitement.

Le 20, la guérison est complète.

Obs. XLVIII. — B..., âgé de quarante-six ans, entre, le 13 août, salle Sainte-Vierge, n° 47, après avoir fait une chute de sa hauteur sur l'angle d'une chaise. Il porte une contusion légère de la région thoracique latérale. Cet homme présente un état de la peau pareil à celui décrit par M. Chossat et de Meersman dans les cas d'inanition prolongée. Nous interrogeâmes le malade, et il finit par nous avouer qu'il avait subi, pendant l'hiver passé, les plus dures privations.

Les jours suivants, le malade mangeait peu et sans appétit, dormait presque toute la journée et se plaignait de maux de tête.

Le 20, des ventouses scarifiées sont appliquées à la nuque. — Bouillons, potages, vin de quinquina.

Le 21, le malade est dans le même état.

Le 22, douleurs de tête. Rien n'est constaté.

Le 23, un peu d'empâtement du cuir chevelu, face un peu plus animée, pas de selles. — Lavement émollient.

Le 24, nausées, vomissements; 100 pulsations. Subdélirium le soir.

Le 25, même état général; rougeur diffuse au niveau de la tempe droite avec gonflement, en plaque, avec liséré sur les bords; empâtement du cuir chevelu, aucun engorgement ganglionnaire. — Eau de sureau, limonade.

Le 25, délire violent; 104 pulsations. L'érysipèle a envahi toute la région temporale et parotidienne; la respiration s'accélère. A trois heures, coma. Mort.

Autopsie. — Infiltration séreuse sous l'arachnoïde, congestion des membranes, tubercules au sommet des poumons, gros caillots fibrineux dans le cœur se prolongeant dans l'artère pulmonaire jusqu'à sa bifurcation. Rien dans les autres organes.

Obs. XLIX. — G..., âgé de quatorze ans, entre, le 18 août, salle Sainte-Vierge, n° 53, après être tombé d'un troisième étage sur un tas de tuyaux de cheminée en tôle. Plaie longue de 10 centimètres avec décollement du cuir chevelu; petites plaies intéressant la peau de la région pectorale; contusion et plaie de l'épaule; plaies contuses, intéressant seulement la peau, aux deux mains et à l'avant-bras gauche.

Toutes les plaies sont recherchées, et pansées simplement; pansement à l'eau froide de la plaie de tête. Le lendemain, M. Malgaigne, qui remplaçait M. Velpeau absent, prescrit la réunion immédiate de la plaie du crâne. Trois points de suture seulement sont appliqués.

Le 20 août, une collection purulente s'est formée en arrière. M. Bauchet pratiqua une incision. Les fils tenaient encore.

Le 21, ils ont coupé les tissus. Nous appliquons alors un tube perforé qui passe de la plaie dans l'incision pratiquée, afin d'empêcher le pus de séjourner dans la plaie. — Cataplasmes sur la plaie.

Les plaies de la poitrine sont difficiles à maintenir pansées ; l'enfant s'agite beaucoup.

Le 21, les plaies étaient sèches.

Les jours suivants, même état. Le malade ne prenait que des bouillons et de la limonade; il avait un peu de fièvre.

Le 23, traînées rouges saillantes autour de la plaie de la poitrine; pas d'augmentation de la fièvre. — Application de laudanum sur tous les points envahis. Même traitement.

Le 24, les traînées se sont transformées en plaques larges avec liséré sur les bords.

Le 25, même état. — Même traitement.

Le 26, l'érysipèle remonte sur l'épaule gauche, mais il pâlit un peu ; le malade dit qu'il a faim.

Le 27 et les jours suivants, l'érysipèle chemine encore un peu sur le côté droit de la poitrine; puis il s'arrête et s'éteint.

Le 6 septembre, toute trace de l'érysipèle a disparu.

Le malade reste encore dans les salles jusqu'au 19 novembre pour le traitement de la plaie de tête. Les os s'exfolient. Le malade est tenu sévèrement, afin de prévenir tout écart de régime. La plaie guérit lentement, et M. Velpeau ne laissa partir le malade à Vincennes que quand la plaie fut en voie de cicatrisation complète.

Obs. L. — Un homme, âgé de quarante-huit ans, entre salle Sainte-Vierge, n° 39, pour un abcès furonculaire de la nuque datant de quatorze jours, ouvert seul. Ce malade ne s'était point préoccupé de son état, et s'était pansé tout le temps avec l'onguent de la mère. Il entre à l'hôpital le 7 février avec une rougeur érysipélateuse à bords nettement limités, éprouvant seulement de la cuisson et un malaise léger. Des frictions mercurielles furent faites. Le malade prit des bouillons. La rougeur pâlit. L'érysipèle ne s'étendit point, et, le 16 février, le malade sortit guéri.

OBS. LI. — C..., âgé de soixante-treize ans, entre, le 3 décembre, salle Sainte-Vierge, n° 23, dans l'état suivant, dans lequel il avait été trouvé chez lui, et sans aucun pansement. Un phlegmon occupe la cuisse gauche, un autre existe au coude, où la peau est mortifiée et laisse échapper des tissus sphacélés par une ouverture qui paraît être le résultat d'une plaie contuse datant de quelque temps. Un érysipèle occupe tout le bras ; il est d'un rouge jaunâtre sans tension de la peau, et est pourvu d'un liséré sur les bords. Le malade est dans le délire, a peu de fièvre, mais la respiration est précipitée. Le coma survient dans la journée ; le malade meurt.

Autopsie. — Fusées purulentes à la cuisse, phlegmon du coude ; pas d'altération des vaisseaux de la région du coude et de la cuisse, point de caillots dans le cœur et les gros vaisseaux, poumons hypérémiés. Rien d'appréciable dans les autres organes, si ce n'est un peu de congestion de la substance cérébrale.

OBS. LII. — C..., âgé de soixante-douze ans, entre, le 24 décembre, salle Sainte-Vierge, n° 29. Dans le délire, avec une fièvre intense, il est tombé, il y a environ dix jours, nous a-t-on dit, dans un escalier. Il s'est écoulé, par son oreille, du sang et de la sérosité.

Le malade a maintenant un empâtement du cuir chevelu avec un peu d'œdème au front. Il existe à la région occipitale une plaie large comme une pièce de 50 centimes, recouverte d'une croûte.

Les jours qui suivirent, un érysipèle franc gagna le front ; le délire devint furieux, et le malade succomba le 30 décembre.

Autopsie faite le 1er janvier. Il fut trouvé une fracture de la base du crâne et du rocher, des signes de congestions des méninges et de la substance cérébrale.

Obs. LIII. — G..., âgé de trente-neuf ans, entre, le 18 décembre, salle Sainte-Vierge, pour un érysipèle de la face. Ce malade était entré déjà le 7 décembre dans le service pour une plaie de la commissure droite des lèvres produite par le levier d'une chèvre. Une suture fut appliquée. Trois jours après, le malade sortit.

Lorsqu'il rentre, il a depuis la veille un érysipèle de la face. Le malade avait de la fièvre, un peu de délire. Ses réponses vagues ne nous permirent pas d'apprendre les phénomènes généraux qui avaient accompagné le développement de l'érysipèle.

Le 20 décembre, M. Velpeau pratique sur la moitié gauche de la face, rouge, tuméfiée, avec liséré sur les bords de la rougeur, des mouchetures multiples. — Compresses d'eau de sureau, limonade.

Le 21, même état. L'érysipèle occupe l'autre côté. Un peu d'agitation.

Le 22, l'érysipèle n'a pas fait de progrès ; le malade a moins de fièvre, la tension de la face a disparu, les réponses du malade sont nettes.

Les jours suivants, l'état s'améliore, l'érysipèle disparaît, la fièvre cesse. Le malade sort guéri le 30 décembre.

TROISIÈME GROUPE.

10 OBSERVATIONS. *Érysipèles à la suite de plaies réunies par première intention.*

Obs. LIV. — N..., âgé de trente-trois ans, entre à l'hôpital le 24 octobre pour une tumeur du testicule ayant les apparences d'un cancer encéphaloïde. Une ponction exploratrice fut faite et apprit que c'était un cancer. Le malade, homme de la campagne, fut pris de fièvre, perdit l'appétit, et se remit un peu les jours suivants.

Le 2 novembre, la castration fut pratiquée ; le pédicule de

la tumeur fut coupé avec l'écraseur linéaire, des boulettes de charpie furent mises dans la plaie, que l'on réunit à la partie inférieure par des serres-fines; pansement simple par-dessus. Dans la journée une hémorrhagie survint, la plaie fut mise à découvert, huit ligatures durent être placées sur des petits vaisseaux, dont la recherche fut longue et pénible. — Le même pansement est fait; bouillons, gomme sucrée.

Le 3, fièvre, langue sale; phlegmon au niveau du cordon. — Quinze sangsues sur les points enflammés; cataplasmes; frictions mercurielles.

Le 5, les sutures sont enlevées, les boulettes de charpie retirées; la plaie ne s'est pas réunie; un abcès s'est formé au-dessus de l'arcade crurale; deux incisions sont faites, des injections d'eau tiède détergent la plaie, et l'on y place des tubes perforés. — Cataplasmes.

Le 6, un érysipèle se montre sur les bords de la plaie et des incisions, érysipèle avec coloration bronzée uniforme, avec liséré sur les bords; fièvre plus intense, langue sèche, pouls petit, fréquent; vomissements. — Un large vésicatoire sur le ventre.

Le 7, amendement des symptômes généraux, mais le malade est tombé dans l'abattement, il ne sommeille plus; la plaie laisse toujours couler du pus mal lié; l'érysipèle tourne sur la fesse, descend sur la cuisse, en respectant la place occupée par le vésicatoire.

Les jours suivants le malade s'affaiblit de plus en plus, la diarrhée survient.

Le 21, le malade présente une coloration violacée de la face, et des sueurs profuses se manifestent; le malade tombe dans le coma et meurt le 22.

A l'*autopsie* on trouve les traces d'un phlegmon de la région inguinale, du pus dans le tissu cellulaire, et quelques caillots dans les veines du cordon. Les deux poumons sont splénisés; le cerveau et ses membranes sont dans un état d'intégrité parfaite; les caillots contenus dans le cœur sont des caillots mous; le sang qui sort des veines pendant l'autopsie est clair; sur la peau toutes traces de l'érysipèle ont disparu.

Obs. LV. — L..., âgé de cinquante-six ans, entre le 15 mars 1861, n° 8, salle Sainte-Catherine, avec un squirrhe lardacé du sein droit, avec ganglions engorgés dans l'aisselle.

Le 2 avril l'opération est faite, les ganglions malades sont enlevés; réunion avec des bandelettes; une veine ouverte pendant l'opération avait dû être liée. — Bouillons.

Le 5, le pansement est renouvelé; pas de réunion; stagna - tion d'un liquide clair d'une mauvaise odeur; le fond. de la plaie est grisâtre; fièvre, pas d'appétit.

Le 6, rougeur phlegmasique du côté de l'aisselle; menace d'une fusée purulente dans cette région; même état.

Le 7, le pus sort assez bien par la plaie; soif vive; fièvre, insomnie.

Le 8, même état; œdème du bras droit.

Le 9, hémorrhagie; lotions avec le perchlorure de fer et compression. — Même traitement.

Le 10, une rougeur bronzée a envahi tout le bord posté-rieur de la plaie et va jusqu'à la région thoracique latérale; quelques vésicules; liséré net sur les bords.

Le 11, un phlegmon s'est formé dans le bras; fièvre, abattement, amaigrissement brusque, délire doux; mort le soir.

Autopsie. — Phlébite des veines de la région où l'opération a été faite; pus dans les veines du bras.

Abcès entre le biceps et le brachial antérieur; congestion du foie. Pas d'abcès métastatique; rien dans les autres or-ganes; pas de caillots dans le cœur.

Obs. LVI. — D..., âgé de soixante-trois ans, entre le 5 mars, salle Sainte-Vierge, n° 39, avec une plaie de la région paroti-dienne gauche, produite par des fragments de verre; une hémorrhagie considérable s'ensuivit; des recherches long-temps prolongées pour trouver et lier les vaisseaux qui don-naient du sang n'ayant pas abouti, une suture avec des épingles rapprocha les lèvres de la plaie et les serra de telle sorte que l'hémorrhagie cessa.

Le 8, la plaie n'était pas réunie; il y avait du gonflement inflammatoire autour de la plaie et une rougeur diffuse; les épingles sont enlevées, il sort de la plaie une sanie roussâtre mêlée à des bulles de gaz. — Tisane de limonade ; cataplasmes.

Le 9, érysipèle franc sur la tempe, la moitié gauche de la face avec liséré sur les bords, avec tuméfaction ; la rougeur est peu intense, mais le malade est pris de délire, d'agitation extrême, on est obligé de l'attacher.

Dans la journée l'état s'aggrave, le malade meurt le soir.

A l'*autopsie* nous trouvons tous les organes sains ; un peu de congestion cérébrale, mais tout le tissu cellulaire du cuir chevelu est infiltré d'une matière jaunâtre, plastique, ramollie en quelques points où l'on trouve du pus.

La plaie, peu étendue en profondeur, ne contient que quelques traces de pus, elle est remplie de sanie roussâtre comme celle qui était sortie au moment où les épingles ont été enlevées.

Obs. LVII. — D..., âgé de quarante-six ans, entre salle Sainte-Vierge, n° 46, pour une fracture de la jambe ; il portait en même temps un lipome, qui fut opéré le 2 février. Une réunion par première intention avec bandelettes de diachylum est tentée qui ne réussit qu'en partie.

Le 22 février, la plaie n'était point encore cicatrisée, les bords de la plaie rosée chevauchaient l'un sur l'autre, étaient désunis profondément et ne se réunissaient pas. — Quatre épingles et une suture entortillée sont placées; le malade mange deux portions.

Le 26 février, dans la journée, céphalalgie, vomissements bilieux, insomnie, un peu de fièvre, langue sale.

Le 27, diète, potage, une bouteille d'eau de Sedlitz. Dans la journée, des douleurs ont apparu au niveau de l'oreille gauche.

Le 28, même état.— Les sutures sont enlevées ; bouillons, julep; sirop de morphine, 30 grammes.

Le 1er mars, les ganglions cervicaux postérieurs sont tuméfiés, rougeur diffuse autour de la plaie avec liséré sur les bords, sans œdème, anorexie, insomnie, céphalalgie, 104 pulsations. — Pansement simple de la plaie, frictions mercurielles sur l'érysipèle.

Le 2, l'oreille et la région temporale sont envahies, 96 pulsations. — Même traitement.

Le 3, le front est envahi. — Compresses d'eau de sureau sur le visage.

Le 4, le nez est pris à son tour ; 100 pulsations, respiration bruyante, précipitée, même état général ; la plaie est rosée, ne donnant issue qu'à du pus séreux. — Pilules nitro-camphrées.

Le 5 mars, l'érysipèle est complet sur la face et le cou, il est peu rouge, l'œdème est très marqué, le menton seul n'est pas pris, et les limites de l'érysipèle en ce point sont terminées par un liséré saillant très net, la fièvre pourtant est moins forte; pas de selles. — Lavements, même traitement, du reste.

Le 6 mars, aucun progrès de l'érysipèle, mieux général, 64 pulsations.

Le 7, la peau s'écaille sur la face.

Le 8, le malade est à une portion.

Le 10, toute trace d'érysipèle a disparu ; le malade quitte l'hôpital pour terminer chez lui la guérison de sa plaie.

Obs. LVIII. — B..., âgé de cinquante-quatre ans, entre le 12 septembre, salle Sainte-Vierge, n° 28. A la suite d'une chute, il s'était fracturé le grand trochanter, et portait en même temps une plaie de 3 centimètres, transversale, régulière au menton, par suite du choc du menton sur le sol. — Une suture entortillée est pratiquée par l'interne de garde.

Le 13, le malade, qui avait perdu connaissance au moment de l'accident, est encore en état d'hébétude. Pansement à l'eau froide.

Le 15 septembre, érysipèle autour de la plaie, s'étendant avec rapidité à la face et au cou, rougeur peu intense avec liséré sur les bords ; la suture est enlevée, pas de réunion. — Cataplasmes.

Le 16, nouveaux progrès de l'érysipèle, délire, fièvre intense, congestion de la face. — Cataplasmes, frictions mercurielles.

Le 17, mort.

Autopsie. — Fractures multiples, ecchymoses ; rien, du reste, dans les viscères, si ce n'est de la congestion des méninges et de la substance cérébrale.

Obs. LIX. — J..., âgé de quarante-neuf ans, entre le 12 mai 1862, salle Sainte-Vierge, n° 40. Il est tombé sur le bord d'un trottoir, il s'est fait une plaie régulière de 3 centimètres à la région temporale droite, qui ne donna pas beaucoup de sang. Il vient à l'hôpital, où une suture entortillée est faite et un pansement simple appliqué. Le lendemain, le malade, interrogé sur ses antécédents, nous apprend qu'il a toujours été d'une bonne santé, si ce n'est que depuis quelque temps il est sujet à des étourdissements. M. Velpeau, voyant les bords de la plaie gonflés et une réaction fébrile chez le malade, fait enlever la suture ; il sortit un liquide sanieux mélangé à quelques bulles de gaz. — Cataplasmes. Dans la journée, la fièvre et la céphalalgie redoublent.

Le 14, réaction intense. — Saignée générale.

Le 15, la nuit a été extrêmement agitée; la face a une teinte subictérique, la plaie n'a pas changé d'aspect, sauf qu'il y a un peu de gonflement du cou, de la face correspondant à la blessure.

Le 16, érysipèle franc, un peu pâle, à bords limités par un liséré, nausées, vomissements, fièvre, 110 pulsations.

Le 17, l'érysipèle s'étend; délire furieux, encore des vomissements, la fièvre est au même degré.— Émétique en lavage, 10 centigrammes.

Le 18, aggravation de tous les symptômes ; l'érysipèle s'étend insensiblement.

Le 19, le malade tombe dans le coma et meurt.

A l'*autopsie*, nous ne trouvâmes aucune lésion, ni dans le voisinage de la plaie, ni dans les méninges, ni dans les viscères. Il n'y avait pas trace de travail cicatrisateur à la plaie.

Obs. LX.—B..., âgée de vingt-cinq ans, entre le 14 janvier, salle Sainte-Catherine, n° 10, pour une tumeur fibreuse souspectorale du côté droit. La malade, pusillanime et d'un caractère très difficile, est opérée le 22 janvier. La plaie est réunie avec des serres-fines. — Pansement simple, bouillons.

Le 27 janvier, la malade éprouve quelques frissons, un peu de fièvre ; aspect du visage fatigué.

Le 28, traînées rouges se dirigeant vers l'aisselle, appréciables au toucher. — Frictions mercurielles.

Le 29, fièvre ; les traînées rouges sont réunies par des plaques; l'érysipèle est franc, il a envahi toute la région mammaire; la plaie n'est pas réunie. — Même traitement.

Le 30, l'érysipèle gagne sur le sein gauche, peu de fièvre.

Le 31, même état, un peu d'œdème sous l'érysipèle. —Même traitement.

Les jours suivants, même état, puis les rougeurs s'éteignirent, quelques plaques isolées nouvelles apparurent bien sur les limites, mais la fièvre tomba, la malade entra en convalescence, la plaie se recouvrit de bourgeons charnus; la malade sortit guérie le 27 mars.

OBS. LXI. — D..., âgé de cinquante-cinq ans, entre le 24 juillet, salle Sainte-Vierge, n° 11, pour un cancroïde de la lèvre inférieure.

Le 26 juillet, opération, réunion. — Compresses d'eau fraîche sur la plaie.

Le 28, frisson et malaise général. Le malade s'était levé dans la journée, son lit était fait le soir. — Bouillons.

Le 29, douleur autour de la plaie; les épingles sont enlevées. — Six sangsues à chaque mâchoire, julep, perchlorure de fer (1 gramme), gomme.

Le 30, les lèvres sont rouges, chaudes, tuméfiées; engorgement des ganglions sous-maxillaires; la plaie est réunie; peau chaude, soif vive, fièvre.

Le 31, même état. — Même traitement.

Le 1er août, l'érysipèle s'est développé sur les lèvres, la région sus-hyoïdienne, avec liséré sur les bords; œdème général de la face, vésicules purulentes sous l'épiderme, au menton; langue sèche, pouls à 90, peau très chaude. —Même traitement.

Le 2, la face et l'oreille sont prises; délire. — Même traitement; onctions avec la pommade au sulfate de fer.

Le 3, la rougeur est moins marquée.

Le 4 et le 5, même état.

Le 6 août, les oreilles sont recouvertes de larges phlyctènes remplies de sérosité purulente; la fièvre est moins forte, le délire cesse. — Même traitement.

Le 7 août, le gonflement de la face disparaît, excepté au niveau de la région parotidienne gauche.

Le 10, l'érysipèle a disparu, la fièvre cesse; un abcès est formé à la région parotidienne et est incisé.

Le 14 août, le malade mange une portion et se lève.

Le 16, le malade est pris de fièvre. Un émétique lui est administré.

Le 21, tout malaise a disparu.

Obs. LXII. — C..., âgée de cinquante et un ans, entre, le 14 mai, salle Sainte-Catherine, n° 19, pour un squirrhe du sein, dont elle n'a constaté la présence que depuis deux mois.

Le 21 mai, l'opération est faite avec tout le succès désirable; la malade n'est pas fatiguée de l'opération. Les bords sont réunis au contact au moyen de bandelettes de diachylum. Une petite hémorrhagie survint dans la journée. Le pansement dut être défait, et une ligature fut appliquée. — Bouillons, gomme.

Le 22, douleurs au niveau de la plaie.

Le 23, pas d'appétit, soif vive, 110 pulsations, insomnie.

Le 24, même état général. Le pansement est défait, et l'on peut voir que la plaie, réunie à la partie inférieure, tient emprisonné un liquide sanieux d'une odeur infecte. Les bords de la plaie sont tuméfiés, rouges. — Cataplasmes, limonade, bouillons.

Le 25, délire et agitation dans la nuit; 118 pulsations; érysipèle franc très coloré, avec liséré sur les bords, remontant jusqu'à la clavicule. — Frictions mercurielles, cataplasmes.

Le 26, même état. Propagation de l'érysipèle au dos.

Le 27, vomissements bilieux, marche envahissante de l'érysipèle, qui prend la coloration bronzée décrite par M. Velpeau, et atteint déjà le menton. La plaie laisse suinter le même liquide séreux.

Le 28, même état, délire et somnolence.

Le 29, érysipèle sur le bras; mêmes phénomènes généraux.

Le 30, 130 pulsations, 42 respirations. Mort.

Autopsie. — Coloration rouge du foie, congestions des poumons, nulle part d'abcès métastatiques, sang séreux, pas de caillots fibrineux dans le cœur et les vaisseaux.

Obs. LXIII. — D..., âgée de cinquante ans, entre le 6 juillet

1861, salle Sainte-Catherine, n° 16, avec un squirrhe du sein gauche.

Le 15 juillet, ablation de la tumeur ; réunion avec des serres-fines. — Pansement à l'eau froide, bouillons.

Le 17, plaque rosée, chaude, douloureuse au niveau de la plaie ; aucun frisson, bon sommeil. Les serres-fines sont enlevées. — Bouillon, gomme ; 96 pulsations.

Le 18, érysipèle sous forme de traînées saillantes en plaque autour de la plaie, sans liséré ; langue sale, soif vive, 104 pulsations, pas de délire. — Onctions mercurielles, bouillons.

Le 20, un peu de sommeil ; l'érysipèle a gagné la ligne médiane en avant et en arrière et la région sus-claviculaire ; bords saillants. La plaie n'est réunie qu'à ses deux extrémités. Le sein est baigné par du pus épais et fétide. — Julep, sirop de morphine, 30 grammes ; même traitement.

Le 21, langue sèche, 124 pulsations, même état ; l'érysipèle s'étend toujours. — Même traitement.

Le 22, fusée purulente dans l'aisselle qui se vide par la plaie ; même état de l'érysipèle. — Bismuth en poudre sur les parties rouges.

Le 23 et le 24 juillet, l'érysipèle envahit l'autre sein, le bras du côté gauche, mais il est pâle ; le liséré est à peine marqué. Somnolence avec délire ; 138 pulsations. La plaie est grisâtre et communique avec un vaste décollement du côté de l'aisselle. — Potions avec la décoction de quinquina ; même traitement.

Le 25, mort.

Autopsie. — Poumons congestionnés, ramollis, pas de caillots fibrineux dans le cœur ; rien dans les vaisseaux voisins de la plaie. Un peu d'épaississement de la peau voisine du sein opéré, un peu de congestion des méninges ; rate normale.

Nous devrions joindre encore à ces observations :

Celles de deux jeunes gens opérés de phimosis par simple incision, l'un en août, l'autre en octobre, et qui eurent un gonflement inflammatoire du prépuce tenant beaucoup de l'érysipèle circonscrit, et ayant tous les caractères d'une balanite.

Nous pourrions ajouter l'histoire de malades atteints de phlegmons, qui, à la suite d'incisions, eurent un gonflement inflammatoire de la région tenant du phlegmon et de l'érysipèle circonscrit.

Nous citons plus loin un individu qui eut un phlegmon autour d'une saignée.

Nous ne faisons pas entrer dans notre statistique les deux premiers malades.

Tableau général des érysipèles.

	JANVIER.	FÉVRIER.	MARS.	AVRIL.	MAI.	JUIN.	JUILLET.	AOUT.	SEPTEMBRE.	OCTOBRE.	NOVEMBRE.	DÉCEMBRE.
1° Érysipèles dits spontanés de la Charité..........	5	9	3	9	8	7	3	3	3	4	5	7
2° Érysipèles traumatiques..	5	6	5	1	6	..	9	7	10	6	5	6
3° Traumatiques en médecine.	..	..	..	,1	2	..	1	..	1	1	1	
4° Érysipèles du service de M. Malgaigne (9 seulement marqués sur le livre administratif et 2 sur lesquels nous avons des notes)	1	2	2	..	..	..	1	..	1	2	1	1
Totaux..........	11	17	10	11	16	7	14	10	14	12	12	14
Nous joignons ici pour comparaison le tableau des fièvres puerpérales de l'hôpital de la Charité.												
Infections purulentes puerpérales.................	3	4	3	2	2	1	5	5	4	9	3	3

On le voit, en faisant la somme des érysipèles, on arrive à un chiffre à peu près égal pour chaque mois.

La comparaison des fièvres puerpérales avec les érysipèles ne donne rien de bien concluant. Du reste, quoi qu'il en ait été dit, il n'y a pas de quoi établir qu'en 1861 il y a eu des fièvres puerpérales épidémiques à l'hôpital de la Charité.

Tableau des érysipèles traumatiques.

(Observations rapportées.)

	JANVIER.	FÉVRIER.	MARS.	AVRIL.	MAI.	JUIN.	JUILLET.	AOUT.	SEPTEMBRE.	OCTOBRE.	NOVEMBRE.	DÉCEMBRE.
Nés au dehors de l'hôpital, compris nos trois spontanés.	1	3	2	1	..	.	1	1	..	1	2	3
A la suite de réunion par première intention...	..	1	2	1	2	..	2	..	1	..	1	
Après plaie non pansée (sans compter ceux venus du dehors...	..	..	..	..	1	.	1	2	5	..	..	1
Érysipèles précédés d'angioleucite..................	..	..	2	..	..	..	2	2	2	..	1	
Avec phlegmon : avant.....	1	..	..	..	..	..	3	1	..	1	1	
— après.....	1	..	2	..	..	..	1	1	2	..	1	1

Le mois de septembre, où nous avons eu le plus d'érysipèles, est précisément le mois où les cas sont le mieux déterminés. Il y a eu cinq érysipèles survenus après des plaies non pansées.

Sur nos 63 érysipèles, il en est mort 35, dont 1 de pneumonie et 2 de phlegmons étrangers à l'érysipèle, guéris depuis plusieurs jours.

Ces décès sont ainsi répartis : janvier, 2 ; février, 1 ; mars, 4 ;

mai, 4 ; juin, 1 ; juillet, 6 ; août, 4 ; septembre, 8 ; octobre, 1 ; novembre, 3 ; décembre, 1.

2 malades avaient eu d'abord une angioleucite, 3 eurent un phlegmon après le développement de l'érysipèle, 5 avaient eu d'abord un phlegmon sur lequel s'était enté l'érysipèle ; chez 8 malades, la plaie autour de laquelle s'était développé l'érysipèle avait été réunie par première intention ; il y eut 7 décès après des érysipèles venus autour de plaies non pansées. Enfin dans les 10 autres observations on verra les conditions variées des malades qui succombèrent. Ce que nous pouvons dire, c'est que 14 fois il a été trouvé des traces d'infection purulente, 6 fois une méningite au début, et 2 fois une congestion du cerveau voisine de cette lésion.

Il y a eu 8 morts sur les 66 érysipèles entrés en médecine.

Tableau général des lésions traumatiques.

	JANVIER.	FÉVRIER.	MARS.	AVRIL.	MAI.	JUIN.	JUILLET.	AOUT.	SEPTEMBRE.	OCTOBRE.	NOVEMBRE.	DÉCEMBRE.
Plaies	3	2	10	4	8	4	6	13	12	5	4	2
Contusions.	3	7	7	2	8	7	9	5	4	9	9	6
Opérations outre les incisions .	11	5	17	9	14	15	11	6	11	11	9	4
COMPLICATIONS DES PLAIES.												
Phlegmons nés à l'hôpital . .	2	1	1	3	1	1	..	2	1	2		
— nés au dehors...	3	4	4	4	6	..	8	1	6	..	1	3
Panaris	8	6	6	3	1	2	1	5	2	6	2	3
Abcès du sein.	3	1	2	3	2	2	3	..	2	..	2	
— autres.	3	5	7	3	2	1	6	10	7	8	6	
Adénites	2	2	6	2	5	4	2	1	4	2	6	
Angioleucites.	4	2	1	2	3	1	2	1	3	..	1	1
Totaux.	25	24	27	20	18	11	22	20	25	17	18	7

Si, dans les tableaux précédents, on croit pouvoir trouver une épidémie d'érysipèle, nous ferons remarquer que dans le dernier tableau il serait très aisé de voir une épidémie de phlegmons, en mai et en août ; une épidémie de panaris, en janvier ; une épidémie d'abcès, en août ; une épidémie d'adénite, en mars, mai et novembre.

Tableau des opérations pratiquées en 1861 salles Sainte-Vierge et Sainte-Catherine.

	JANVIER.	FÉVRIER.	MARS.	AVRIL.	MAI.	JUIN.	JUILLET.	AOUT.	SEPTEMBRE.	OCTOBRE.	NOVEMBRE.	DÉCEMBRE.
Amputations	..	..	..	1[1]	..	..	..	1[2]	..	..	..	
Amputations du sein	3	1	5	2	1	..	1	..	..	..	1	
Extraction de séquestre	1	..	1	..	..	1	..	..	..	1		
Extirpation de cancroïdes	..	..	3	..	1	3	2	..	..	1	1	2
— de tumeurs	..	1	..	2	5	3	1	2	..	2	3	
Fistules et fissures à l'anus	2	1	2	2	2	2	..	..	1	3		
Ponction de kystes de l'ovaire	1	1	1	..	..	..	1					
Hydrocèles	4	1	2	..	1	1	4	3	3	1	2	1
Fistule lacrymale	..	..	1	1	..	1	1					
Strabisme	..	..	1	..	..	1						
Cataractes	..	..	1	1	3	2	..	..	2	2	1	
Ongles incarnés	..	..	..	..	..	..	..	..	5	1	..	1
Fistule vésico-vaginale	..	..	..	..	..	..	..	..	..	..	1	
Hernies	..	..	..	1	1	1						
Totaux	11	5	17	9	14	15	11	6	11	11	9	4

[1] Doigt. — [2] Bras.

Trois tumeurs ont été enlevées au mois de juin, deux tumeurs adénoïdes et un cancroïde épithélial, toutes trois ont été suivies d'un pansement à plat et il ne survint aucun accident. Ce sont donc là des cas bien déterminés.

TROISIÈME PARTIE

NOSOGRAPHIE.

«Ici c'est la chirurgie qui enseigne la médecine.
Au moins sommes-nous persuadé que la connaissance de l'érysipèle traumatique a surtout éclairé
sur la nature de l'érysipèle provenant de cause
interne. »

(J. FRANCK, t. II, p. 71. Tr. Paris, 1838.)

ÉRYSIPÈLE :

Étymologie. De ἐρύειν, attirer, et πέλας, proche. — **Synonymie.** Feu
sacré? fièvre érysipélacée.—**Glossaire.** ἐρυσίπελας, *erysipelas, Rothlauf,
rose, the rose, rispola, erysipela.*

L'inflammation, en quelque point qu'elle apparaisse, se
manifeste toujours de la même façon. Haller, Hunter,
Wilson Philip, Vogel, MM. Dubois (d'Amiens), Lebert,
Robin, Küss, tous ont vu les vaisseaux capillaires altérés
dans l'inflammation, ils ont saisi de plus le mode de développement de l'inflammation, le resserrement du capillaire, le rapide cheminement des globules sanguins dans
une première période, puis la stagnation du sang dans
les capillaires, puis les exsudats de globules granuleux,
puis la formation du pus aux dépens de l'exsudat. Les faits
peuvent être et ont été reproduits cent fois, ils sont incontestables. Nous savons qu'ils se traduisent par de la

rougeur, de la chaleur, de la douleur, et autres signes propres à des troubles fonctionnels correspondant au siége de l'inflammation. Nous savons que la lésion dite inflammatoire, qu'elle se produise dans un viscère ou sur le tégument, est toujours une. C'est là une des acquisitions les plus certaines de l'anatomie pathologique.

Dans l'inflammation érysipélateuse, en présence de symptômes analogues, qui nous empêche de conclure de l'analogie de structure et d'usage, à l'analogie de la lésion? Les constatations anatomiques absentes? Si cette assertion était vraie, il n'y aurait plus qu'à nous arrêter et conserver tous les doutes où nous plongent les remarques des praticiens devant l'expérience de qui la sagesse commandait de s'arrêter. Mais il nous semble que le système lymphatique déjà a quelque analogie avec le système artériel et veineux au point de vue des altérations anatomiques, témoin les lésions de l'angioleucite, voisines des lésions de la phlébite. Quelle que soit une angioleucite, il y a toujours rougeur au point de départ du vaisseau enflammé; l'élément qui a déterminé l'inflammation du vaisseau lymphatique a passé par les capillaires; il y a eu lymphangite capillaire. Remarquons combien de fois encore l'angioleucite existe avec l'érysipèle.

MM. Rayer, Ribes, Cruveilhier, Blandin ont trouvé du pus dans les vaisseaux lymphatiques après des érysipèles; le pus était dans des lymphatiques assez volumineux. N'est-ce pas là un ordre de faits analogues à ceux qui se passent dans le phlegmon, au voisinage desquels existe une phlébite dont on retrouve les traces sur le cadavre? N'est-ce pas encore un ordre de faits que démontrent les petits abcès sous-cutanés qui surviennent dans la convalescence des érysipèles, comme il s'en développe à la suite des angioleucites autour des vaisseaux qui ont été le siége de l'inflammation?

Ce sont là des constatations anatomiques qui ont été déjà interprétées par Blandin en faveur de la nature de l'érysipèle.

La marche des idées des générations médicales est tout entière dirigée dans le sens d'une localisation de l'inflammation érysipélateuse dans les vaisseaux lymphatiques. Galien et la renaissance avec lui admettaient un érysipèle *exquis* très superficiel. Callisen plaçait le siége de l'érysipèle « in vascula summæ cutis ». Lorry, en traduisant Callisen, a ajouté une conception de plus : il a placé l'érysipèle dans les couches superficielles de la peau et le réseau de Malpighi. Comme Blandin, reprenant cette idée et la complétant, grâce aux connaissances nouvellement acquises et aux conclusions qu'elles inspirent, vint, quarante ans après Lorry, dire que l'érysipèle était une angioleucite.

Par contre, personne ne parle plus du feu sacré, du feu de Saint-Antoine, ni de la fièvre érysipélacée.

Faisons maintenant entrer l'anatomie et la physiologie en ligne de compte.

Depuis la découverte d'Olaüs Rudbeck, les lymphatiques généraux étudiés par Mascagni, Hunter, Fohmann et Panizza en particulier, pour les réseaux superficiels de la peau, ont été encore l'objet des recherches suivies de M. Sappey, qui donna en France une nouvelle impulsion aux investigations sur le système lymphatique. Les vaisseaux lymphatiques cutanés ont été tous injectés par cet anatomiste. Nous avons dû, à l'occasion de pièces de concours, puiser dans le livre de M. Sappey les moyens pour parvenir à injecter plusieurs régions. Cette étude a été féconde en remarques, et il en est résulté pour nous de singuliers rapprochements entre la structure, la disposition des lymphatiques et les particularités de certains érysipèles, variant suivant le siége de la lésion etsuivant l'âge des malades atteints de cette inflammation. Il est facile de vérifier le fait signalé par M. Sappey, que les vaisseaux lymphatiques sont difficiles à injecter chez l'adulte, tandis que chez les enfants les réseaux s'injectent avec une promptitude merveilleuse, même sur tout le corps. Et n'est-il pas reconnu que les érysipèles chez les enfants s'étendent avec une rapidité rare chez les adultes?

Il est encore incontesté que, pour obtenir une bonne injection des vaisseaux lymphatiques des membres, il faut commencer par injecter les doigts ou les orteils, et lorsque cette indication est remplie, presque immédiatement les troncs lymphatiques s'injectent. Cette considération n'explique-t-elle pas pourquoi les angioleucites des membres sont si fréquentes après les plaies des doigts, de la main et du pied, à l'exclusion des érysipèles, qui sont beaucoup plus rares ?

Pour quiconque a injecté des réseaux lymphatiques, il est clair que le réseau injecté a la forme d'une plaque irrégulière, à surface grenue, avec élevure légère, limitée par un bord saillant. A la face, ces réseaux s'injectent avec une grande facilité, mais il n'est pas commun que l'on parvienne, même après de longs essais, à injecter un

tronc lymphatique, encore est-il peu volumineux, et lorsqu'il est distendu, il fait à peine saillie sous la peau. Toutes
ces particularités se traduisent dans l'érysipèle avec net-
teté. En effet, la plaque érysipélateuse, sauf la couleur et
l'étendue, ne peut pas être autrement définie que la plaque
de lymphatiques injectés au mercure. On sait aussi que
l'érysipèle de la face ne s'observe pas souvent sous forme
de traînée, et que l'angioleucite du visage n'existe pas
pour ainsi dire.

La physiologie nous apprend que, comme le sang, le
sérum contient, en plus petite proportion, les mêmes éléments que le sang, à part les globules rouges, et qu'il se
coagule absolument comme le sang. C'est donc là une
première analogie de propriété entre les deux liquides,
manifeste déjà dans les phénomènes pathologiques, lorsque l'on compare le caillot obturateur du lymphatique
dans l'angioleucite et le caillot obturateur de la veine dans
la phlébite, sans compter que la sérosité des vésicatoires
contient de la fibrine dans les phlegmasies comme le caillot
d'une saignée. Or le sang, dans les capillaires sanguins,
subit des altérations dans l'inflammation appelée phlegmon. Ne peut-on pas dès lors conclure que la lymphe
subit des altérations analogues, quoique moins marquées,
dans les capillaires lymphatiques, lorsque l'inflammation
érysipélateuse se développe?

Maintenant pourquoi l'érysipèle est-il excessivement
voyageur? La physiologie nous en donne encore une raison. Le livre de M. le professeur Longet nous apprend que
M. Colin a pu extraire du canal thoracique d'une vache
l'énorme quantité de 95 kilogram. de lymphe en vingt-

quatre heures. On sait quelle quantité de lymphe peuvent fournir les fistules des vaisseaux lymphatiques (observations de Nuck, Van Swieten, Haller, MM. Michel et Demarquay ; Malgaigne, *Anat. chir.*, t. I, p. 358). Ces faits indiquent surabondamment une grande activité de la circulation dans le système lymphatique, activité que démontre encore l'accumulation de sérosité dans la poche d'un vésicatoire. Rapprochant donc ces données des précédentes, on arrive à cette conclusion pour l'érysipèle, que l'oblitération des vaisseaux lymphatiques se faisant en un point, la lymphe, arrêtée un instant, ne tarde pas à prendre un autre chemin, et cela vingt-quatre ou quarantehuit heures après le début d'un érysipèle, c'est-à-dire à des moments qui coïncident parfaitement avec ce que M. Velpeau appelle les poussées d'érysipèle.

Enfin les expériences faites sur la lymphe nous apprennent encore que l'hydrogène sulfuré, les alcalis retardent la coagulation de la lymphe (Krimer, dans *Physiologie* de M. Longet, t. I, p. 419), et nous savons que les érysipèles n'arrivent jamais le premier jour d'une plaie ou d'une opération, mais bien le troisième et le quatrième jour, alors qu'il se forme aux dépens de l'exsudat des liquides altérés toujours riches en principes alcalins et en hydrogène sulfuré. Nos observations (XIV, XIX, XXIX, LIV, LV et LVI) nous montrent que dans le cas où il s'était développé des érysipèles les plaies étaient pâles, remplies de sanie et de gaz, répandant une odeur où l'hydrogène sulfuré prédominait, et, dans ces cas, l'érysipèle s'était développé d'un seul coup dans une grande étendue et plus tôt que dans les autres observations. Ne pouvons-nous pas inférer de là que dans les premiers jours, normalement, la lymphe se coagule dans les extrémités des vaisseaux coupés et que l'érysipèle ne peut se produire ; tandis que, lorsqu'un liquide arrête la coagulation de la lymphe, et détermine par conséquent une altération moléculaire de ce liquide, les vaisseaux béants peuvent absorber le principe septique né dans la plaie, et la lymphe s'altère alors dans les vaisseaux mêmes et ne se coagule que tardivement? Que la plaie soit dans le voisinage d'un tronc ou sur un réseau qui communique promptement avec un tronc, comme à la face palmaire des doigts par exemple, une angioleucite se développera ; et si rien n'est changé dans l'état de la plaie, la lymphe, ne pouvant plus passer par le lymphatique oblitéré, prendra un autre chemin, et déterminera une lymphangite capillaire de la main, du bras et consécutivement du tronc. C'est ce qu'il est facile de voir pour un érysipèle de la jambe dans l'observation XVIII.

Une objection sérieuse sera sans doute posée : Puisque vous admettez l'identité de nature et de phénomènes morbides entre l'inflammation dans l'érysipèle et l'inflammation dans le phlegmon, pourquoi le phlegmon est-il si souvent circonscrit et l'érysipèle presque toujours voyageur ou diffus, disons le mot?

Il faut se rappeler que la lymphe, pour rentrer dans le torrent de la circulation, n'a qu'une voie, des troncs lymphatiques superficiels en petit nombre, situés sous la peau, ne communiquant pas tous entre eux et ne s'anastomosant pas que l'on sache avec les rares lymphatiques profonds, tandis que les veines communiquent entre elles par toute une série d'anastomoses transversales, non-seulement dans les veines les plus petites, mais encore dans les veines du plus gros volume.

Que l'inflammation vienne donc à s'emparer d'un réseau étendu de capillaire sanguin, la circulation s'y arrête et le sang qui arrive à cette partie trouve, pour regagner le tronc veineux principal du membre, cent voies ouvertes, tandis que dans l'érysipèle la lymphe doit longtemps voyager pour parvenir à une autre région dont les troncs ne sont pas oblitérés. Le système veineux ne reprend pas immédiatement les liquides apportés pour être repris par les lymphatiques, témoin l'œdème qui accompagne les érysipèles.

Enfin la thérapeutique elle-même donne des preuves en faveur de la nature inflammatoire de l'érysipèle. En effet, les traitements qui ont réussi le plus à arrêter des inflammations sont la compression, les vésicatoires, les incisions multiples. Pourquoi? La compression empêche l'accumulation du sang ou de la lymphe, ralentit l'activité circulatoire; le vésicatoire enlève une partie des liquides apportés, et les incisions agissent à peu près de la même façon. Dans l'érysipèle le vésicatoire en particulier, placé aux limites du mal, détruit les vaisseaux lymphatiques et empêche la propagation de l'inflammation, tant que la continuité n'est pas rétablie entre les lymphatiques sains et les lymphatiques malades.

ANATOMIE PATHOLOGIQUE.

Les lésions qui sont le propre de l'érysipèle disparaissent sur le cadavre. La plupart du temps on ne trouve aucune altération au point où existait l'érysipèle. Quelquefois du pus a été trouvé dans les lymphatiques, quelquefois du pus existait sur la peau (M. Bouillaud) ; l'épiderme est détaché, la peau a une coloration un peu plus foncée, elle est un peu plus épaisse.

Si l'on n'a pu, sur le cadavre, constater des lésions des capillaires lymphatiques, cela ne saurait rien infirmer ; dans le phlegmon on ne trouve autre chose que des capillaires déchirés, comme dans l'érysipèle lorsque l'épiderme est détaché. Mais ce que l'on manque rarement de trouver dans cette maladie, c'est de l'œdème du tissu cellulaire sous-cutané et un épaississement appréciable de la peau qui correspond exactement à l'œdème qui apparaît quelques jours après la production d'un érysipèle. Il n'en faut pas davantage pour prouver qu'il y a oblitération d'un réseau des capillaires lymphatiques, et que, d'après ce que nous savons des fonctions de la peau, les lymphatiques jouant le rôle de vaisseaux absorbants, tous les liquides amenés dans les capillaires sanguins laissent au point malade tous les liquides qui sont destinés normalement à être pris par les lymphatiques.

Des analyses du sang ont été faites ; c'est pendant la vie, sur des saignées pratiquées à des érysipélateux, que des résultats variés ont été obtenus. M. Andral (*Hématologie*, p. 86 et suiv.) nous apprend que dans l'érysipèle la fibrine oscille entre 3,6 et 7,3, à peu près comme dans la péritonite et l'amygdalite aiguë ; que le nombre des globules est descendu au chiffre de 103. En tenant compte des phlegmasies qui compliquent l'érysipèle on comprend l'augmentation de fibrine. L'infection purulente peut avoir des rapports avec la diminution des globules. Tous ces faits, qui partent d'une grande autorité, sans être absolument concluants, paraissent confirmatifs de ceux que nous rapportons, et se rapprochent des altérations du sang après la mort.

Dans le mémoire de Becquerel et Rodier, il n'y a pas de détails aussi importants à cet égard, quoique la diminution de l'albumine du sang dans l'érysipèle comme dans les autres maladies soit à considérer.

Les individus présentent encore d'autres altérations : celles des complications. En premier lieu ce sont les lésions d'une inflammation phlegmoneuse existant en même temps que l'érysipèle ; ce sont ensuite les lésions de l'infection purulente, celles d'une méningite, les lésions de voisinage chez les enfants, par exemple, où la péritonite accompagne souvent l'érysipèle de la région ombilicale. (Trousseau, *Journ. de méd.*, 1844, t. I.)

Nous renvoyons à nos observations (XIII, XIV, XXIV, etc.) pour les cas où le phlegmon existait en même temps que l'érysipèle. Pour l'infection purulente on nous dira, nous le savons, que l'infection purulente avec ses abcès métastatiques ne se trouve qu'à l'état rudimentaire (obs. VII et XIV) ; que des noyaux apoplectiques dans le poumon ne sont point des abcès métastatiques. Mais à cela on peut répondre que, dans les infections purulentes puerpérales, on ne trouve pas souvent d'abcès métastatiques, et que, dans un bon nombre de cas d'infection purulente traumatique, on n'en trouve pas davantage, soit parce que la maladie n'a pas duré assez longtemps pour qu'ils se puissent produire, soit parce que les abcès métastatiques ne sont pas un épiphénomène fatal dans l'infection purulente.

Mais il y a autre chose dans l'infection purulente ; nous avons vu Gorter, Borsieri, Callisen et bien d'autres remarquer que dans les érysipèles simples ou compliqués, auxquels ils donnaient le nom d'érysipèle phlegmoneux, le sang des malades était très fluide, *solutus*. Cette remarque a été reproduite par tous les auteurs modernes, et en particulier par M. Bouillaud et M. Velpeau (*loc. cit.*); la diffluence du sang a été admise, puis critiquée et mise au nombre des vieilles choses. Cependant il est incontestable que la coagulation du sang après la mort, au moins dans les gros vaisseaux, est un fait constant dans un ordre de maladies telles que celles où les malades périssent au début de la maladie, pendant ce que l'on peut appeler la période inflammatoire, tandis que dans les longues maladies le sang se réunit en grumeaux friables, mais sans qu'il se forme de caillots fibrineux. On peut voir dans nos observations que chez les malades morts plus d'une semaine après le début de l'érysipèle, outre une splénisation plus ou moins complète du poumon, le sang avait perdu sa plasticité, il n'y avait de caillots nulle part, et par contre chez ceux morts d'une méningite au début on retrouvait ces caillots dans les vaisseaux.

Mais ce n'est pas exclusivement l'infection purulente, telle que celle des femmes en couches, qui entraîne les malades, c'est encore une infection générale du sang, analogue à celle qui existe dans la fièvre typhoïde, l'infection urineuse, et qui se présente avec un cortége de symptômes représentant un état intermédiaire entre l'infection purulente et l'infection putride.

Dans le premier cas, l'altération provient de ce que la lésion des lymphatiques est développée chez un individu dans des conditions de santé mauvaises ; ce sont les cas funestes d'érysipèles dits spontanés qui se manifestent de la sorte. Dans le second cas, les érysipèles généralisés qui deviennent funestes tuent tout à fait à la manière des urémies, des résorptions urineuses, ils en ont les caractères comme ils sont accompagnés de ces manifestations morbides que l'on observe chez les animaux enduits d'un vernis gras dont on vient à supprimer tout d'un coup la perspiration cutanée.

Piorry et Mallé ont, avec les anciens, depuis Fabrice d'Aquapendente, admis la possibilité de la propagation de l'inflammation érysipélateuse aux méninges. Des observations de méningites consécutives à un érysipèle du cuir chevelu ont été rapportées ; d'autres n'ayant pas tous les détails anatomiques que comporte l'inspection cadavérique d'une inflammation des méninges, ont pu être discutées. Mais il nous paraît que l'état poisseux, pour nous servir d'un vieux mot, de l'arachnoïde, tel qu'il a été trouvé dans nos observations, est une lésion inflammatoire de l'arachnoïde, un premier degré de méningite incontestable. Loin de nous pourtant la pensée d'en faire une inflammation érysipélateuse différente de l'inflammation proprement dite ; loin de nous la pensée de faire des maladies distinctes des différents degrés d'une lésion qui procède par période.

Des lésions, qui existent encore chez les individus morts d'érysipèle, dans nos observations, étaient dues à une complication étrangère à l'érysipèle. Ainsi les malades

(obs. XXI et XXXV) avaient une fracture du crâne, et
nous savons combien de fois les individus atteints de fracture du crâne meurent dans un état congestif du cerveau,
qui n'est pas toujours en rapport avec des signes évidents
de méningite qui se sont produits pendant la vie.

VARIÉTÉS DE L'ÉRYSIPÈLE.

Y a-t-il plusieurs espèces d'érysipèles? Non, parce que
la lésion de l'érysipèle est une. Cette manière de voir n'est
pas nouvelle. M. Rayer, dans son chapitre sur l'*Érysipèle*, M. Monneret et Delaberge avaient admis, en 1838,
que l'on pouvait concevoir l'érysipèle simple, l'érysipèle
phlycténoïde, l'érysipèle phlegmoneux, comme trois degrés
d'une même maladie. Ceci est parfaitement juste si l'on
accepte comme synonyme de l'érisypèle le terme d'inflammation du tégument externe, et ces trois degrés pourraient
alors être représentés par l'érythème, la cutite, l'érysipèle et le phlegmon diffus sous-cutané. Mais s'il convient
de réserver le nom d'érysipèle à la lésion des vaisseaux
capillaires lymphatiques, la division de l'érysipèle par
degrés ne peut plus satisfaire entièrement. Cependant
cette division nous offre une déduction à produire, que
M. Velpeau a mise en avant en 1831, lorsqu'il a établi
que l'érysipèle n'est pas grave par lui-même, mais bien
à cause de ses complications (1).

(1) Déjà Earle et Arnott, au commencement de ce siècle, avaient proposé de restreindre le mot érysipèle à l'inflammation de la peau (*Lond.
med. and phys. journ.*, t. V, p. 1 et 193). — Rust appelait l'érysipèle
phlegmoneux un faux érysipèle (*Magazin*, t. VIII).— Joseph Franck (*Méd.
prat.*, t. II) admet la distinction entre l'érysipèle phlegmoneux et le
phlegmon érysipélateux.

Nous sommes donc conduit à admettre seulement dans l'érysipèle deux variétés, qui tiennent, comme dans le phlegmon, à l'étendue de la lésion, et l'on pourrait presque admettre un érysipèle circonscrit et un érysipèle diffus, si l'on n'avait pas les mots d'érysipèle fixe et érysipèle erratique, qui représentent bien à la pensée le caractère distinctif de ces deux variétés d'évolution de l'érysipèle.

Nous relions au chapitre des complications ce qui a trait au rapport de l'érysipèle et du phlegmon.

Quant à l'érysipèle phlycténoïde, il paraît être une période dans l'évolution de l'érysipèle, la période de sa suppuration.

Pour ce qui est de l'érysipèle du cuir chevelu, de l'érysipèle des nouveau-nés, ils ne doivent entraîner aucune distinction dans l'érysipèle, une différence dans quelques symptômes ne nous paraissant pas devoir entraîner une division de l'érysipèle d'après le siége et d'après l'âge du malade.

L'érysipèle spontané n'est rien autre chose qu'une interprétation incomplète. Il a déjà été attaqué par MM. Trousseau et Piorry ; mais leurs assertions ont été repoussées parce qu'ils croyaient toujours à une plaie ou à une écorchure au début, et qu'ils n'ont pas pu la montrer dans tous les cas. Nous ajouterons ici, pour notre part, qu'un refroidissement, un coup d'air sont une espèce de traumatisme suffisant, et que la prédilection de l'érysipèle pour la face, c'est-à-dire une partie découverte, ne peut s'expliquer que par le traumatisme ; il est évident en même temps que l'érysipèle traumatique et l'érysipèle

spontané ont à la face et ailleurs des manifestations
identiques.

L'érysipèle spontané a été défendu par une comparaison. Rust (1) et d'autres médecins en ont fait une fièvre
exanthématique. Rien de mieux; c'est une définition de
deux symptômes de l'érysipèle : la fièvre et l'exanthème.
Mais peut-on rapprocher l'érysipèle des fièvres éruptives, comme l'a fait cet auteur? Nous ne le croyons
pas : 1° parce que l'érysipèle traumatique de la face
ne diffère pas de l'érysipèle spontané; 2° parce que
l'érysipèle occupant la face de préférence à tous les
autres points du corps, il y a lieu de supposer que l'érysipèle est dû à une cause traumatique quelconque, et, à
son défaut, à une intempérie, à un refroidissement, etc.;
3° parce que l'érysipèle n'est jamais général, ce qui, au
contraire, est le propre des fièvres éruptives; 4° parce
que l'engorgement ganglionnaire, le frisson initial, les
vomissements ne peuvent être considérés comme des
symptômes prodromiques, puisqu'ils existent au même
degré dans une série d'autres maladies inflammatoires,
ou dans la période inflammatoire des maladies du
tégument externe; 5° parce que l'érysipèle généralisé
n'a point, comme les autres fièvres éruptives, une durée
fixe due à la succession de périodes d'une durée également
fixe.

Reste à savoir s'il y a réellement un érysipèle interne
et un érysipèle des séreuses. Il ne s'agit certainement
ici ni de la métastase de l'érysipèle sur les viscères, ni

(1) Dans Grisolle, art. ÉRYSIPÈLE, t. II.

de ces érysipèles étranges désignés dans Hippocrate et par les hippocratistes sous le nom d'érysipèle de la matrice, érysipèle du poumon, pas plus que de l'érysipèle de la vessie dans Van Helmont.

J.-P. Franck, 1792 (1), dit : « Nullum ergo de interni » erysipelatis frequentia dubium superesse potest, licet » signa caracteristica ; » d'abord parce que l'érysipèle rentre. Il ajoute que la différence entre l'érysipèle interne et l'inflammation est établie par le caractère épidémique et contagieux, les causes et la constitution cachectique, qui sont le propre des érysipèles.

Vogel (2) est moins affirmatif, et il dit qu'il est au moins très difficile de différencier une phlegmasie d'un érysipèle interne.

Leprieur (3) établit une analogie entre l'érysipèle et l'inflammation des muqueuses. Quand l'érysipèle ne voyage pas, dit-il, les symptômes inflammatoires et les autres accidents diminuent vers le septième jour. Il en est de même, après le premier septénaire, des fièvres gastriques, simples et bénignes, et de toutes les phlegmasies des muqueuses et des séreuses.

Il s'agit du fait de Selle, un érysipèle de la langue, du fait de Léveillé (dans *Clinique* de M. Bouillaud), du fait de M. Labbé (*Thèse de Paris*, 1858), du fait de M. Trélat, rapporté dans *Gaz. des hôp.*, 1861 (érysipèle interne). Les auteurs ont vu là des érysipèles internes, comme MM. Camus, Guénau de Mussy, Hardy ont décrit et

(1) *De curandis hominum morbis*, t. III, p. 28.
(2) *Handbuch der Praclischen*, t. III.
(3) *L'homme considéré dans ses rapports avec l'atmosphère*, t. II.

·accepté l'angine herpétique et certaines bronchites en relation avec des éruptions dartreuses.

Nous avons vu le fait du service de M. Trélat, remplaçant alors M. Malgaigne. Sur une jeune fille dont des fistules ganglionnaires cervicales furent explorées et s'enflammèrent, un érysipèle survint avec un gonflement œdémateux énorme, extinction de voix, accès de suffocation. Nous vîmes la malade dans cet état pendant deux jours. Il n'y avait pas de symptômes généraux. Appelé auprès d'elle comme élève de garde, il n'y avait pas possibilité de pratiquer l'opération de la trachéotomie ; nous nous bornâmes à prescrire un vomitif, croyant à un œdème de la glotte. La malade mourut dans la soirée.

A l'autopsie, M. Trélat trouva les traces d'une inflammation superficielle du larynx, un gonflement œdémateux de la muqueuse trachéale avec de petites vésicules, des plaques comme gangréneuses, comme celles qui se trouvent sur les érysipèles. Telle est, du moins, la relation que ce chirurgien a bien voulu nous faire, et qui est reproduite dans la *Gazette des hôpitaux* (1).

Dans l'observation de M. E. Labbé, il est simplement constaté, pendant la vie, de la rougeur des muqueuses buccale et pharyngienne. A l'autopsie, il a été trouvé un peu d'œdème de la partie supérieure du larynx et de l'engouement pulmonaire.

Le fait de Léveillé est donné par M. Bouillaud comme un œdème de la glotte. Le fait de Selle ressemble beau-

____
(1) 14 décembre 1861.

coup à une glossite superficielle ; il ressemble beaucoup à notre observation X.

Chomel et M. Blache attribuent à l'œdème général l'œdème de la glotte (1). Les faits allégués par Copland, Bayle ne les avaient point convaincus.

L'existence de l'érysipèle interne est, suivant J. Frank, fondée sur le caractère contagieux et les causes de la maladie, un caractère de l'érysipèle contesté et des circonstances obscures. Pour Leprieur, qui est plus porté à voir un érysipèle métastatique dans l'érysipèle interne, c'est la durée de la phlegmasie superficielle de la muqueuse qui est un indice. M. E. Labbé croit que la propagation habituelle de l'inflammation dans l'érysipèle est identique dans celui qu'il place sur les muqueuses et dans celui qui occupe la peau. Il semble pourtant que ce n'est pas un argument. En effet, toutes les inflammations des muqueuses ont ce caractère ; il n'est pas jusqu'à la blennorrhagie virulente qui n'ait cette propriété.

Faut-il fonder l'érysipèle interne sur les lésions, l'œdème de la glotte de la muqueuse trachéale ? Ce ne serait pas encore un caractère suffisant, car on le sait, l'œdème de la glotte arrive dans l'albuminurie, dans la convalescence de la scarlatine, dans le tubercule du larynx.

En un mot, nous pensons, pour notre part, que toutes les altérations inflammatoires muqueuses, marchant avec l'érysipèle, sont des complications ; qu'il en est dont la lésion est superficielle et occupe le réseau lymphatique

______

(1) *Dictionnaire* en 30 vol., art. ÉRYSIPÈLE.

superficiel, et que, puisque nous avons un mot pour dé-
signer ces inflammations, par exemple l'angine éry-
thémateuse, il n'y a aucun avantage à substituer le mot
d'érysipèle à celui d'inflammation superficielle.

S'il y a un point douteux dans l'histoire des inflammations, c'est l'érysipèle chronique et le phlegmon chronique, c'est là une antinomie insoluble peut-être. L'antiquité admettait l'érysipèle squirrheux, une terminaison
de l'érysipèle. Mercati (*loc. cit.*) croyait que les *noli me
tangere* étaient des conséquences de l'érysipèle. Alard (1)
est connu pour sa théorie de la production de l'éléphantiasis, M. Velpeau s'est en partie rattaché à cette idée ;
peut-être d'autres altérations de la peau sont-elles dues
encore aux lésions des capillaires lymphatiques : c'est là
une série d'inconnues qu'il appartient au temps de résoudre.

ÉVOLUTION ET SIGNES DE L'ÉRYSIPÈLE.

M. Velpeau a dit : Il y a deux ordres de symptômes, l'un
propre à l'inflammation, l'autre propre à l'infection du
sang : ce sont eux que l'on désigne encore sous le nom
de *phénomènes locaux* et de *phénomènes généraux*. Mais
la division de M. Velpeau nous semble plus vraie, parce
qu'elle ne donne pas à l'érysipèle en lui-même la propriété
de ces deux groupes de phénomènes morbides ; nous ne
prendrons pour témoin que ce mot de notre maître :
l'érysipèle seul n'est pas grave, c'est-à-dire la lésion n'est

(1) Alard, *De l'éléphantiasis*, Paris, 1810.

pas mortelle, c'est-à-dire l'état dans lequel se trouve le malade, les complications qui surviennent sont les causes les plus fréquentes de mort. En effet, quelle distance n'y a-t-il pas pour la gravité entre les érysipèles avec plaie et les érysipèles sans plaie ?

Ceci posé, une question se présente naturellement à l'esprit : y a-t-il des prodromes dans l'érysipèle ? Quelles que soient les conditions dans lesquelles l'érysipèle se déclare après une plaie, à la suite d'un embarras gastrique, on ne trouve rien autre chose que les symptômes ou d'une inflammation de la plaie ou d'une état saburral. Et ce n'est pas à dire que la douleur, le défaut de réunion d'une plaie, sur laquelle ont été appliquées des sutures, sont des prodromes de l'érysipèle, comme il serait injuste d'affirmer que la langue sale, la perte d'appétit, la constipation, sont des signes avant-coureurs d'une inflammation érysipélateuse.

Deux phénomènes existent au début des érysipèles : un fréquent frisson ; toutes les fois que dans nos observations nous avons pu obtenir des renseignements sur le début de la maladie, nous l'avons rencontré. Ce frisson est seul ou se répète quelquefois ; il est suivi de sueur, souvent il est suivi de chaleur et d'accélération du pouls, et c'est en général vingt-quatre heures avant l'apparition des plaques érysipélateuses que le frisson peut être constaté.

Le second symptôme initial, mais moins fréquent, c'est l'engorgement ganglionnaire auquel Blandin et Chomel d'une part, et Rust de l'autre, attribuèrent une signification contestée ; Blandin comprenait l'engorgement ganglionnaire dans l'érysipèle comme dans l'angioleucite ;

Chomel, assimilant l'érysipèle à une fièvre, croyait à un engorgement prodomique ; enfin Rust pensait que l'adénite dans l'érysipèle devait représenter à l'esprit un signe de la même valeur que l'angine dans la scarlatine, par exemple, auquel ce médecin comparait l'érysipèle ainsi qu'aux autres fièvres éruptives (1).

Il existe des cas où l'engorgement ganglionnaire se produit à la région correspondant au lieu où l'érysipèle va se développer. Nous avons vu pour notre part, en ville, une malade qui eut un engorgement parotidien sans frisson initial très marqué, qui dura deux jours, sur lequel des sangsues furent appliquées par un médecin, e qui fut suivi d'un érysipèle de la face, dont l'époque de début fut très difficile à déterminer. Le gonflement des ganglions parotidiens, dès les premiers jours, était recouvert d'une rougeur. Il était donc supposable que l'érysipèle commençait en même temps que l'engorgement, avec autant de raison que l'on pouvait croire à un engorgement prodromique. Il n'y a rien qui répugne à cette conception, surtout si l'on considère que dans un bon nombre de cas, dans nos observations, l'engorgement ganglionnaire est survenu après l'érysipèle.

D'un autre côté, il est certain que l'érysipèle, comme le phlegmon pouvant être le point de départ de l'infection purulente, dont il est alors le premier terme, les symptômes locaux que l'on désigne sous le nom d'*angioleucite*, suite de piqûres anatomiques, et qui représentent à la fois un érysipèle, une cutite, une angioleucite, et même un

---

(1) *Rust magazin*, t. VIII, et Grisolle, art. ÉRYSIPÈLE.

phlegmon diffus, sont précédés de frissons intenses et d'engorgements ganglionnaires plus rarement. Dans ces cas, le frisson est le premier symptôme de l'infection purulente, il indique le début de l'altération du sang par le virus cadavérique, aussi bien absorbé par les lymphatiques que par les veines, ainsi que nous le dit la physiologie.

Mais ici une condition anatomique intervenant pour les érysipèles, la présence des ganglions, tous les lymphatiques superficiels passant par des ganglions, la lymphe est-elle passagèrement altérée, le ganglion s'engorge, et la lymphe est arrêtée. Si la plaie n'a pas changé d'état, les liquides absorbés passent par d'autres lymphatiques, et l'érysipèle peut se produire. Dans ce cas, peut-on penser que l'engorgement des lymphatiques soit un prodrome ?

Dans les cas où il y a une plaie sur un membre, à la face externe de la cuisse par exemple, ou au mollet, ce n'est pas habituellement une angioleucite qui se développe, et dans les faits de ce genre, il est rare que les ganglions soient engorgés de prime abord ; ils s'engorgent lorsqu'il y a angioleucite consécutive, ainsi que cela se voit dans nos observations. Ces faits sont des plus propres à montrer la valeur de l'engorgement ganglionnaire.

Enfin il y a des observations où il n'y avait aucune trace d'engorgement ganglionnaire, où l'érysipèle existait néanmoins franc, autour de vastes plaies, et sur des malades qui succombèrent.

De ce que nous venons de dire, il résulte donc que l'engorgement ganglionnaire ne peut être envisagé comme prodrome de l'érysipèle; au contraire, il semble en être une conséquence dans des circonstances spéciales, par exemple lorsque l'érysipèle est sur une région dont les lymphatiques communiquent largement avec un tronc, et nous ne pouvons nous empêcher de faire ici un rapprochement. Le furoncle détermine souvent des adénites, au même titre que l'érysipèle, et l'adénite est d'autant plus constante que le furoncle est plus voisin des extrémités des membres, là où les troncs lymphatiques volumineux existent et sont en large communication avec le réseau.

Ainsi, le frisson et l'engorgement ganglionnaire, voilà deux symptômes observés sur des malades atteints d'érysipèle. La pathologie nous indique que dans un bon nombre de cas de maladies infectieuses le frisson existe ; il faut donc mettre le frisson sur le compte de l'altération du sang ou au moins d'une altération passagère. Notons que le frisson n'existe pas dans tous les cas d'érysipèle et qu'il existe dans des maladies d'un jour, à la suite d'une mauvaise digestion. Il y a donc là une cause inconnue sur laquelle nous ne pouvons encore nous appesantir pour la trouver. L'engorgement ganglionnaire est mieux connu, il existe dans tant de cas qu'il est facile d'en concevoir le mécanisme, dans l'érysipèle même, nous venons de voir combien l'interprétation en est facile.

Les vomissements ont été vus dans 10 de nos observations ; sur les 10 individus qui les ont présentés, 8 sont morts ; c'est là un fait à noter ; il correspond donc à la gravité de l'état du malade. Puis, il est à considérer que ces vomissements sont apparus avant, pendant et après la production de l'érysipèle. La lecture des observations apprend que les malades ont présenté quelques-uns des caractères des malades atteints d'infection purulente. Il y a donc lieu de penser que le vomissement appartient à l'infection purulente et même à une méningite au début (obs. XXII).

La fièvre est fréquente au début de l'érysipèle. Sur nos 66 observations nous l'avons toujours constatée plus ou moins forte.

Parmi les autres symptômes accessoires, la langue blanche, l'anorexie, la soif vive sont à la fois une mani-festation d'un embarras gastrique qui a disposé le malade à contracter un érysipèle et une conséquence de l'érysipèle même (obs. I, III et XXXIV).

Le délire est rare au début de l'érysipèle ; il n'arrive guère que quand l'érysipèle existe à la face, au cuir chevelu, avec fracture du crâne ou méningite au début.

Enfin une plaque rouge apparaît ; la coloration est plus ou moins foncée, tire dans quelques cas sur le jaune bronzé (M. Velpeau), et disparaît par la pression ; la plaque est grenue et présente un liséré saillant sur les bords. Finger (*loc. cit.*) exprime en latin cette particularité des bords de la plaque par le mot *prœceps*.

A ce moment de l'évolution de l'érysipèle, le lieu affecté apporte des modifications dans les symptômes. Ainsi les parties couvertes de poils, le cuir chevelu en particulier, ne sont point rouges ; elles sont molles, pâteuses et gardent l'impression du doigt. Chez les gens chauves toutefois l'érysipèle reprend son caractère primitif et se comporte identiquement comme l'érysipèle de la face.

Celui-ci est toujours franchement rouge ; ses bords, quoique bien limités, sont moins élevés qu'aux membres ;

l'épaisseur moindre de l'épiderme, la finesse des capillaires lymphatiques de cette région en donnent les principales raisons. En revanche, il est toujours accompagné d'œdème considérable; il est constamment disposé en forme de plaques.

L'érysipèle des oreilles entraîne un gonflement œdémateux énorme.

L'érysipèle des membres a toujours été un moment constitué par des traînées, le gonflement est considérable et il est souvent accompagné d'engorgement ganglionnaire.

Dans les cas où il y a une plaie à la main, au pied ou à la face interne des membres, occupés par des lymphatiques, il y a une rougeur circonscrite autour de la plaie, un œdème considérable existe aux mains et masque la traînée érysipélateuse, et dans ces cas ce qui est surtout manifeste aux membres, c'est une angioleucite.

L'érysipèle chez l'adulte occupe peu de place à la fois, à moins qu'il n'y ait une vaste plaie avec altération des liquides, qui baignent la plaie.

Chez l'enfant (1) l'érysipèle occupe un très grand espace en peu de temps; chez les enfants plus âgés ce fait est constaté encore. Nous avons vu plusieurs exemples chez des enfants, auxquels, en 1858, avait été enlevé un séquestre du tibia, dans le service de M. Marjolin, et nous devons dire en passant que les érysipèles vus par

---

(1) Il serait peut-être aisé de faire remonter à Hippocrate la première constatation des érysipèles des nouveau-nés ; cet auteur parle de l'inflammation de l'ombilic chez les enfants. (*Aph.* 24, sect. III.)

nous cette année n'ont pas été une seule fois terminés par
la mort.

Une plaque érysipélateuse est développée, suivons son
évolution ultérieure, indépendamment des complications
qui peuvent survenir.

Ou bien, au bout de deux, trois ou quatre jours, elle
disparaît, la peau prend une coloration jaunâtre ; l'épiderme se détache sous forme d'écailles épidermiques,
l'œdème diminue. Tout le temps que l'érysipèle a duré
les malades ont une fièvre modérée, peu de douleurs
et plutôt un sentiment de prurit et de chaleur, qui cède
bientôt pour faire place à des démangeaisons, et il y a
eu là ce qu'on appèle un érysipèle fixe ; ce sont ceux-là
qui guérissent par tous les traitements possibles et nouveaux, et font naître tant d'illusions thérapeutiques. Ou
bien on a affaire à un érysipèle serpigineux, alors là plaque s'étend pendant quarante-huit ou soixante-douze
heures insensiblement, puis tout à coup, au bout de ce
temps, une nouvelle série de plaques apparaît autour de
la première ; il y a eu une poussée d'érysipèle. C'est là
ce que M. Velpeau a établi le premier, et c'est là ce qui
renverse la vieille doctrine des jours septénaires appliquée encore à l'érysipèle par les Hoffmann, les Borsieri,
les Van Swieten, les Lorry, les Pinel. L'érysipèle peut encore s'arrêter à ce moment, mais le plus souvent il continue, de nouvelles plaques naissent et ainsi de suite.

C'est pendant ces éruptions successives qu'apparaissent
les phénomènes redoutables : les uns dus à des complica-

tions, phlegmons, infection purulente, méningite ; les
autres résultats normaux, de l'obstacle apporté à la circulation lymphatique, à l'accumulation dans la peau des
liquides destinés à être repris par les lymphatiques et
dont l'œdème révèle l'existence ; les fonctions de la peau
cessent, la respiration cutanée est considérablement
gênée ; c'est ce qui s'observe surtout dans les érysipèles
généralisés. Non pas comme celui de Renauldin, qui nous
paraît être un urticaire. Voici le fait :

Une dame de cinquante ans avait toute la peau du tronc
et des membres tuméfiée et présentait une rougeur érysipélateuse très intense ; la figure seule paraissait moins
prise. Elle ne pouvait garder aucune position ni jouir
d'un instant de sommeil ; elle se sentait comme dévorée
par des flammes ardentes. Des bains calmants et des médicaments légèrement apéritifs la guérirent.

L'érysipèle observé par Delamotte (1) était autre chose et
celui-là vraiment ressemblait à un érysipèle généralisé que
nous avons vu cette année à l'hôpital de la Charité, dans
le service de M. Nonat, le malade est bien réellement mort
asphyxié pour ainsi dire, et un de nos malades qui avait
un érysipèle étendu de la face, de la tête, du cou et du
tronc est également mort asphyxié lentement, comme
dans la pneumonie double et la bronchite capillaire.

Il y a une espèce d'érysipèle qui a cours dans la science
depuis près de cent ans, l'érysipèle ambulant. Une observation de Dessault a servi de fondement aux dernières
assertions. C'est le fait d'une femme qui eut un érysipèle

---

(1) Delamotte, *Éphémérides des curieux de la nature*, sect. II, a. 3.

à un bras, qui passa à l'autre bras, et il n'a été observé par personne que la malade avait à l'autre bras un vésicatoire que la préoccupation de l'érysipèle de l'autre bras avait sans doute empêché de traiter convenablement. Certes, il n'y avait pas là les éléments suffisants pour admettre un érysipèle métastatique, erratique, à la manière du rhumatisme articulaire, qui avait été, lui aussi, une première cause d'erreurs pour l'érysipèle (1), à l'époque où l'on comprenait avec celui-ci l'eczéma, les inflammations de la peau ou cutite autour des vieux ulcères et les rougeurs articulaires.

Lorsque les érysipèles existent depuis quelque temps, il se passe trois phénomènes remarquables : l'absence de douleur accusée par les malades, la cessation ordinaire de la fièvre, sauf des redoublements au moment de chaque poussée, excepté dans les cas où il y a une complication inflammatoire et où la fièvre est continue ; la suppuration du réseau lymphatique qui se traduit par l'apparition de vésicules. Suppuration, c'est trop dire, car toutes les vésicules ne renferment point du pus, et tous les érysipèles ne présentent pas cette particularité ; mieux vaut donc dire exsudation, en faisant une réserve pour les cas où il se forme du pus.

Apparente absence de douleurs. — Tant que les malades ont leur connaissance, ils disent éprouver un sentiment de chaleur mordicante, quelquefois des cuissons et souvent simplement de la douleur, puis bientôt le délire doux ou furieux, l'hébétude surviennent, et nous ne

____

(1) Voy. Première partie : HISTORIQUE.

pouvons plus avoir aucune notion sur les sensations des malades.

Disparition de la fièvre. — Le pouls est calme, petit, quelquefois la peau est modérément chaude ; à chaque nouvelle poussée, il y a un redoublement, le soir principalement, et c'est ici le lieu de dire que nous avons vu les sueurs des malades. On trouvera dans nos observations des faits contradictoires, des sueurs critiques ; l'une au moment de la mort, l'autre au moment de la dernière poussée d'érysipèle, et dans la plupart des observations les sueurs ne sont pas indiquées, c'est là un desideratum que nous regrettons de n'avoir pu remplir, n'étant pas à tout instant autour des malades. Ce qu'il est resté seulement de positif, c'est que les malades exhalent une odeur de sueur très prononcée.

Exsudation. — Dans les érysipèles sans plaie, il est fréquent de voir sur le lieu où l'érysipèle a débuté, au bout de trois ou quatre jours, de petites vésicules pleines de sérosité. Sur d'autres érysipèles, ce sont des vésicules pleines de pus : seul le cuir chevelu n'est pas le siége de cette modification de la plaque érysipélateuse. Elles se développent sur les nouvelles plaques comme sur les premières. Nous ne répéterons pas ici les opinions variées des auteurs que nous avons cités, touchant l'action du traitement sur la production de ces vésicules, les traitements par les corps gras ont été accusés de les faire naître, c'est possible, mais rien ne le prouve.

Enfin, les saignées faites de tout temps dans l'érysipèle ont permis d'examiner le sang. Gorter en particulier avait dit que le sang ne contenait pas de concrétion comme dans les autres inflammations : depuis les observations n'ont rien affirmé pour ou contre le fait. Le dernier travail d'hématologie du regrettable Becquerel et de M. Rodier, ne contient rien qui ait trait à la production habituelle de couenne sur le caillot des saignées faites aux érysipélateux.

L'érysipèle qui survient autour d'une plaie se termine souvent par la mort, 35 fois sur 65 dans nos observations. L'érysipèle dit spontané se termine par la mort 8 fois sur 66 dans notre statistique. Il se termine suivant le genre de la complication avec laquelle il marche. M. Grisolle dit : « La plupart des érysipèles se terminent par résolution » (il s'agit des érysipèles dits spontanés). Les érysipèles traumatiques sans complications se terminent également par résolution (obs. XVI, XVII, XXIII, XXXIX, etc.), absolument comme les érysipèles dits spontanés. Quelquefois il se forme des abcès limités, sous-cutanés, soit des phlegmons circonscrits, soit des abcès dans des lymphatiques.

L'érysipèle le plus souvent disparaît pour ne plus revenir. Il expose à des rechutes et à des récidives ; les rechutes sont manifestes dans l'obs. XXXIV, et ce fait concorde parfaitement avec ce que dit M. Trousseau (*mém. cit.*), que l'érysipèle s'est reproduit parce qu'il restait une cause locale, occasion d'érysipèle. L'érysipèle revient aux places qu'il a déjà occupées (1) : *aliquando*

____

(1) Voy. HISTORIQUE.

originem repetens. Les récidives ont été constatées; il a même été établi une relation entre l'époque menstruelle et le retour des érysipèles. Fallope parle d'une femme coléreuse qui, à chaque accès de colère, avait un érysipèle. Tous nos livres classiques mentionnent des faits de récidive de l'érysipèle.

Lorsque l'érysipèle doit se terminer par la mort, un cortége de symptômes apparaît et appartient à deux espèces de lésions : une infection, une méningite, méningite ébauchée, si nous pouvons nous servir de ce mot.

Dans ces états, les malades perdent complétement connaissance dès les premiers jours, passent par une période successive de mieux apparent et de pire; la diarrhée survient, quelquefois des vomissements, puis les malades maigrissent tout à coup, les rougeurs érysipélateuses pâlissent et le malade succombe, en présentant tantôt la pulvérulence des narines, des fuliginosités dans la bouche, sur les lèvres. En un mot, on a devant soi la plupart des symptômes, des infections purulentes, des fièvres typhoïdes exclusivement à formes abdominales, et même des infections puerpérales.

COMPLICATIONS DE L'ÉRYSIPÈLE ET MALADIES COMPLIQUÉES D'ÉRYSIPÈLE.

L'érysipèle est compliqué d'angioleucite ou complique l'angioleucite (9 obs.); il est suivi de phlegmon (9 obs.), ou débute en même temps que le phlegmon (7 obs.). Il débute également autour d'une incision portée sur un phlegmon. Il y a là un mélange qu'expliquent les conditions de développement identiques de ces affections, un défaut de précautions, un refroidissement et un ensemble de circonstances qui agissent pour produire l'érysipèle comme le phlegmon.

L'embarras gastrique qui précède certains érysipèles ou les suit a inspiré aux auteurs classiques, dont Pinel s'est fait un des interprètes, l'idée qu'il existait un érysipèle bilieux. Nous ne pouvons nous empêcher de ne pas partager cette opinion. Il nous paraît, en ayant égard aux observations que nous rapportons, que la description des érysipèles bilieux ne diffère pas de celle des érysipèles traumatiques (obs. XVII). Du reste, la constitution médicale dite bilieuse nous fournit encore un argument contre l'érysipèle bilieux. Il nous paraîtrait trop étonnant que l'érysipèle fît un choix sans raisons parmi les individus soumis manifestement à un état bilieux.

Nous arrivons aux vraies complications de l'érysipèle, l'infection, la méningite et la gangrène.

L'infection dans l'érysipèle est établie par la physiologie, qui affirme, expérience en main, que les virus, les venins, les poisons s'absorbent aussi bien par les capillaires lymphatiques que par les capillaires veineux ; par un trouble de la circulation générale, telle que des liquides apportés à la peau pour y subir des modifications déterminées et au milieu desquelles les lymphatiques reprennent les matériaux utiles, s'altèrent ou par une transpiration arrêtée ou par une autre cause et ont pour conséquence de faire rentrer dans le sang veineux ce qui devait être éliminé ou brûlé ; par la connaissance de ce fait que, dans une plaie béante, avec des liquides altérés,

soit en raison de la constitution affaiblie du malade, soit
en raison de ses conditions individuelles, il y a des capillaires sanguins qui absorbent comme des capillaires lymphatiques, et alors l'infection purulente se produit indépendamment de l'érysipèle ; par les symptômes, tous
caractéristiques, par leur intensité, souvent peu en rapport avec la lésion externe, ce qui avait porté à établir
des érysipèles à forme putride, à forme adynamique; par
les examens cadavériques, qui ont inspiré à Gorter et à
M. Velpeau la remarque que le sang des individus morts
était très fluide. Nos observations nous montrent combien de fois il a été facile de constater par l'absence de
tout caillot, le défaut de plasticité du sang.

La méningite est établie par des symptômes : du délire
au début, de l'agitation, des soubresauts des tendons, et des
muscles de la face, une perte de connaissance prolongée
se terminant rapidement, et qui a autorisé les assertions
émises sur certaines formes d'érysipèles admises par
Lobstein, Lorry, Pinel et Joseph Franck sous le nom
d'érysipèle à forme ataxique. Nous avons déjà dit quelles
lésions nous autorisaient à admettre une méningite.
Nous rappelons seulement ici que, quelle que soit
la cause cachée, mystérieuse, qu'il soit possible de
supposer dans l'érysipèle, il est impossible de mécon-
naître la ressemblance parfaite qui existe entre ces
symptômes d'une complication de l'érysipèle et les symptômes de ces états qui suivent tant de fois les fractures
de la base du crâne, sans que l'on trouve de méningite
suppurée.

Que de choses ont été dites sur la gangrène dans l'érysipèle (1) ! tous les médicaments ont été accusés de la provoquer. C'était d'abord une complication, puis c'est devenu un troisième degré de l'érysipèle, jusqu'à ce que M. Velpeau ait dit de nouveau que c'est une complication. Un fait dans ce genre s'est présenté dans nos observations (obs. IV) : la gangrène était humide, elle a eu lieu non pas autour de la plaie, mais bien sur le dos du pied. Rien n'empêche de voir ici une gangrène par oblitération veineuse, par une phlébite qui a été déterminée par la même altération de la plaie, faite pour extraire le séquestre, en vertu de laquelle s'est développé l'érysipèle.

Il est constant que dans l'érysipèle de la face et du cuir chevelu la gangrène est un phénomène. Chez les enfants, chez les vieillards, sur le tronc, aux membres inférieurs, la gangrène survient souvent (2). Chez les enfants elle est due à la violence de l'inflammation et à la délicatesse des tissus ; chez les vieillards elle est moins étonnante, surtout lorsque l'on a présent à l'esprit que la gangrène vient seule dans un assez grand nombre de circonstances.

Enfin il est une complication, un épiphénomène rare, qui se rencontre dans des érysipèles, c'est la phlébite, dont il a été trouvé des traces sur le cadavre (Ribes, Sanson et M. Cruveilher). Elle passe aussi souvent inaperçue que les abcès profonds existant quelquefois en même temps que l'érysipèle, et que l'on ne reconnaît pas. Nous renvoyons à cet égard à nos observations et à une observation de Lawrence. Il s'agit d'un érysipèle autour

____

(1) Voy. HISTORIQUE.
(2) Voy. HISTORIQUE, et Bromfield, *Méd. comm.*, t. III.

d'une saignée ; voici le texte anglais : « Erysipelas appear-
»ed in the arm and neighbouring part of the for-arm....
»He died on the 21th. The erysipelas having not extended
»beyond the parts first affected.... » A l'autopsie : « Good
»pus was found in the cellular structure connecting the
»adipous membrane to the muscles along the whole back
»and inner part of arm. »

Il reste, en dernier ressort, à énumérer parmi les complications la péritonite chez les enfants à la suite de l'érysipèle de l'ombilic, les diverses phlegmasies viscérales, la
laryngite, la bronchite, la pneumonie, en un mot toutes
les complications inflammatoires qui surviennent chez les
malades atteints d'érysipèle, et qui doivent d'apparaître à
des conditions le plus souvent étrangères à l'érysipèle
même.

DIAGNOSTIC.

Rien n'est simple comme le diagnostic de l'érysipèle.
Une rougeur avec élevure légère ayant l'apparence du
péricarpe d'une orange ou d'un citron, des bords
saillants, des traînées présentant le même aspect, la propagation du mal, tels sont les caractères de l'inflammation
érysipélateuse ; la réaction sur l'économie n'a rien de
spécial, à moins de complication ; elle est la même que
dans le phlegmon, l'angioleucite et même l'anthrax.

Lorsque l'érysipèle est arrivé à la période d'exsudation,
il se forme des vésicules qui se reconnaissent par la simple inspection, et elles sont tantôt remplies par de la sérosité louche, tantôt par du véritable pus. Cet état est en
général un caractère de l'érysipèle datant de plusieurs

jours; il en est de même de l'œdème de la partie atteinte d'érysipèle.

Lorsque l'érysipèle se surajoute à un embarras gastrique, on a deux ordres de signes, ceux qui appartiennent à l'embarras gastrique et ceux qui tiennent à l'érysipèle.

Dans le cas où l'érysipèle est compliqué, des symptômes nouveaux apparaissent, les vomissements, la fièvre redoublent, ce sont les premiers indices.

Localement, l'érysipèle accompagné de cutite se reconnaît à une dureté relative de la peau sans œdème, et avec coloration plus foncée de l'érysipèle. C'est ce que l'on voit surtout dans les érysipèles qui viennent autour des vieux ulcères; c'est ce que nous avons pu remarquer encore chez Dumay, le populaire professeur particulier de médecine opératoire, que nous avons concouru à panser dans ses derniers moments. Il avait eu une piqûre anatomique dont il n'avait pris soin que tardivement. Son bras malade avait un volume à peine supérieur au bras sain, la peau était comme épaissie et ne conservait aucunement l'impression du doigt, les caractères de l'érysipèle étaient surtout tranchés aux limites du mal.

Dans l'érysipèle compliqué de phlegmon diffus ou compliquant un phlegmon, au-dessus des points où le pus s'accumule, les caractères de l'érysipèle manquent; on les retrouve seulement aux limites de la rougeur. La sensation de fluctuation n'existe pas, mais il y a une tension caractéristique qui diffère beaucoup de l'œdème. Les érysipèles simples, les abcès profonds sont plus difficiles à reconnaître (obs. XIV). Dans l'érysipèle marchant avec une angioleucite il y a engorgement ganglionnaire. Au niveau des troncs lymphatiques primitivement engorgés, il y a des indurations sur le trajet des lymphatiques, indurations qui se transforment quelquefois en abcès pendant même que l'érysipèle est en pleine vigueur.

L'érysipèle compliqué d'infection est reconnu exclusivement par les phénomènes généraux, l'abattement, la répétition des frissons, la persistance des vomissements, la somnolence, le bien-être insidieux dans certains cas. Dans d'autres, l'élévation et la petitesse du pouls, l'altération des traits et la maigreur subite, les sueurs profuses, dans quelques circonstances à la période ultime de la maladie, dans la majorité des observations la sécheresse de la peau, sont des modes de succession des phénomènes de l'infection.

La méningite, le plus souvent une complication des érysipèles de la face et du cuir chevelu, est reconnue à une exaltation extrême, des soubresauts de tendons suivis de coma de très courte durée. C'est chez les vieillards que les symptômes sont le moins accusés. On sait, du reste, que chez les malades de ce genre la méningite est loin de s'offrir avec les caractères tranchés qu'on constate chez les enfants et chez les jeunes gens. En général, lorsque la méningite existe, les symptômes, moins les contractures, appartiennent au genre de ceux qu'on observe dans la période d'exaltation de cette maladie.

La gangrène se reconnaît à ses caractères propres; la phlébite des petites veines est toujours méconnue, celle des veines principales des membres se reconnaît parfois à une augmentation du volume du membre et au cordon dur sur le trajet de la veine enflammée.

Enfin, comme complément, si l'on veut chercher la relation entre l'érysipèle et sa cause, on tombe dans un ordre d'interprétation que nous allons retrouver dans le chapitre de l'étiologie et conditions de développement.

En résumé, une plaque rouge ou rosée ou jaunâtre, grenue avec liséré sur les bords, disparaissant sous la pression, tels sont les signes anatomiques évidents de l'érysipèle.

L'extension de l'érysipèle, l'évolution de la plaque, une rougeur présentant tous les degrés de l'érysipèle, une plaie irritée, un traumatisme même léger, un état maladif antérieur quelconque constituent les signes phy-siologiques de l'érysipèle.

Les symptômes pathologiques sont surtout les angio-leucites et les adénites consécutives et souvent les com-plications habituelles de l'érysipèle.

Deux maladies seules peuvent être confondues clini-quement avec l'érysipèle, l'érythème simple et l'eczema rubrum.

L'érythème simple dure peu, se termine toujours par résolution ; c'est une cutite que l'on peut artificiellement produire par des frictions répétées sur la peau, par l'ex-position au feu, au soleil, par des substances irritantes, et elle est généralement limitée ; il n'y a jamais d'élevure sur la peau, il ne se produit aucune réaction sur l'éco-nomie (1). Ce sont ces érythèmes qui arrivent chez les

---

(1) Nous signalons ici comme curiosité, que cette maladie, comme l'éry-sipèle, a été mise à tort au nombre des maladies épidémiques, en 1828, dans une épidémie d'une maladie appelée acrodynie (Dezeimeris, *Diction-naire* en 30 vol., art. ACRODYNIE). « L'érythème apparaît à des époques

personnes chlorotiques, et qui ont été mis à tort au nombre des érysipèles. Du reste, il ne faut pas oublier qu'un érythème peut être suivi d'érysipèle.

Dans l'eczema rubrum il y a quelquefois de la fièvre ; il arrive à la face souvent, il peut occuper une très grande étendue ; mais ce qu'il faut bien savoir, c'est que dès le premier jour il y a des vésicules formées sur les parties rouges, ce qui n'a jamais lieu dans l'érysipèle.

PRONOSTIC.

L'érysipèle n'est pas grave par lui-même. Plater l'avait entrevu, M. Velpeau l'a établi. Ce sont les phlegmons qui l'aggravent, les accidents inflammatoires ; ce sont les complications qui rendent l'érysipèle funeste, l'infection et la méningite surtout. Bien qu'il soit dit, depuis Celse, que les érysipèles de la face et du cuir chevelu sont plus graves que les autres, ce fait ne ressort pas de nos statistiques d'une façon évidente ; nous voyons plutôt que s'il y avait une antithèse à produire, il serait plus convenable de dire que les érysipèles qui viennent autour d'une plaie sont les plus graves entre tous.

Les érysipèles qui surviennent après des plaies ou des opérations, sont d'autant moins graves qu'ils apparaissent à une époque plus éloignée de l'accident et de l'opération et réciproquement. C'est ce qui ressortira encore pour nos lecteurs de l'étude de nos observations.

irrégulières pendant la maladie. » Voici ce que M. Grisolle en pense : « L'érythème n'était guère ici qu'un épiphénomène. »

Les individus affaiblis par une maladie antérieure, par un accident grave, atteints d'érysipèle sont en grand danger ; cela est vérifié dans nos observations.

L'érysipèle des enfants nouveau-nés est très grave (Trousseau) ; il est extrêmement rare que les enfants survivent. C'est un fait constaté par la plupart des accoucheurs.

Dans le livre de M. Grisolle, où nous avons tous puisé nos premières connaissances en médecine, et que nous consultons encore souvent, il est question, au chapitre du pronostic, de savoir si l'on peut prévoir la fin d'un érysipèle. Ce professeur pense que les bords saillants de l'érysipèle sont un indice qu'il doit encore continuer, tandis que si les bords de la rougeur sont mal limités, s'ils sont formés de plaques disséminées, le mal est près de finir.

L'érysipèle qui n'est pas la conséquence des inflammations d'une plaie n'est pas grave dans la grande majorité des cas, même s'il occupe la face, même lorsque l'érysipèle est un peu généralisé.

L'érysipèle qui coïncide avec un embarras gastrique simple est encore généralement exempt de dangers.

ÉTIOLOGIE ET CONDITIONS DE DÉVELOPPEMENT.

I. — *Causes.*

Comme pour toutes les maladies possibles, autres que les plaies ou les fractures, la cause de l'érysipèle est inconnue et restera encore longtemps inconnue. Il est impossible de savoir, dans l'état des connaissances actuelles, comment il se fait qu'une altération du sang ou de la lymphe, qu'un agent extérieur déterminent une modification de la circulation, telle que celle observée dans le phlegmon et l'érysipèle. Nous n'avons que des hypothèses à invoquer ; nous saisissons bien des phénomènes pathologiques, mais ce ne sont point là les causes intimes de l'érysipèle. D'un autre côté, la considération des phénomènes physiologiques qui précèdent la maladie nous apprend bien que le défaut de soins, de régularité dans l'existence se trouve dans les antécédents de l'érysipèle, mais si l'on prend là les causes de l'érysipèle, un nombre considérable d'objections s'élèveront, d'abord parce que les conditions de développement de l'érysipèle sont nombreuses, et que les causes alors seront multipliées, et chacune d'elles sera attaquée avec un semblant de vérité.

S'il était absolument indispensable de donner une idée de la cause que nous supposons à l'érysipèle, nous dirions que la stase du sang ou de la lymphe, l'obstruction des vaisseaux, le ralentissement de la circulation, l'exsudation plastique successivement invoqués se produisent en vertu de propriétés organiques liées à la disposition des vaisseaux et la qualité des liquides en circulation. Nous ne préjugerions rien des découvertes de l'avenir, pas plus que quand on dit : la vie est la propriété de l'organisation humaine, et sans pousser plus loin l'étude de l'étiologie de l'érysipèle, nous aborderons dans le chapitre des conditions de développement de l'érysipèle, toutes les circonstances auxquelles l'érysipèle doit d'apparaître, et qu'il est au pouvoir du médecin d'éloigner.

L'érysipèle se développe dans deux conditions différentes, autour d'une plaie récente ou en suppuration.

Il se développe sur des individus soumis à une cause traumatique variable, ne déterminant pas de plaie, et prédisposés par un état général de l'économie, caractérisé par des troubles digestifs, autrement avec un embarras gastrique, une fièvre gastrique, une fièvre catarrhale ou tout autre état.

Il se développe enfin dans une troisième condition, condition qui n'est en réalité que la réunion des deux autres.

Chomel « croit que l'érysipèle n'est jamais le résultat d'une cause externe, ou du moins si quelqu'une d'elles concourt à sa production, elle n'a qu'une part secondaire dans son développement; elle suppose le concours d'une cause interne que nous ne connaissons pas (1). »

Cette réflexion ne nous paraît pas hors de discussion. En effet, elle s'applique à toutes les maladies aussi bien qu'à l'érysipèle, au phlegmon par exemple. Examinons ce qui se passe dans cette maladie : un individu reçoit un coup ; il a une contusion au deuxième degré, voilà une cause externe qui a agi. Déterminera-t-elle toujours un phlegmon consécutif? Non sans doute. Il faudra quelque chose de plus : une cause interne, une disposition particulière de l'individu, comme dans l'érysipèle traumatique.

De tout ce que nous avons déjà dit, il y a lieu de supposer que l'érysipèle se produit à la manière des autres inflam

______

(1) *Dictionnaire* en 30 vol., art. ÉRYSIPÈLE.

mations, sous l'influence d'une action locale, d'un irritant quelconque, chez un individu peu soigneux de sa santé, ou mal disposé, et nous arriverons à une conclusion diamétralement opposée à celle de Chomel pour l'érysipèle, à savoir qu'un état général existant, l'érysipèle ne naîtra pas sous l'influence seule de l'état général, mais qu'il lui faudra, pour se produire, soit un traumatisme, soit une irritation ; et enfin, que l'état général est une maladie à part, et que l'érysipèle en est une complication accidentelle ; c'est ce que nous allons faire ressortir des conditions de développement.

II. — *Conditions de développement.*

J. Frank (*loc. cit.*) donne à l'érysipèle les causes suivantes :

1° Causes prédisposantes : jeune âge, menstruation (l'érysipèle a lieu alors à la face) ; chez les vieillards, il est fréquent aux jambes ; il est plus habituel en hiver et est quelquefois épidémique.

2° Causes efficientes : frictions sur la peau, brûlures, contusions, piqûres, saignées, scarifications, indurations autour des boutons de vaccine, autour des boutons de variole, excision de tumeurs kystiques, ablation des mamelles ; les fractures, principalement celles du crâne, une trop grande distention de la peau, varice, œdème ; ligature de l'ombilic ; le contact d'un cheval atteint de maladie contagieuse, piqûres d'insectes, mauvaises sangsues, sinapismes, vésicatoires trop forts négligés ; le feu, les caustiques, les changements de température, le froid humide, le voisinage de la mer, les aliments de mauvaise nature, la chair de poisson (1), puis les vers intestinaux, l'usage de l'arsenic, les onguents rances, les ulcères fermés à contre-temps, le refroidissement d'une partie du corps en chaleur.

3° Causes prochaines : elles ne semblent pas différer, dit notre auteur, de celles des autres inflammations, et l'érysipèle, ajoute Frank, lui paraît être, conformément aux idées de Harless Prakt, une dermatite avec des degrés; c'est encore là une forme de l'idée française du commencement de ce siècle.

A ces conditions de développements multipliés il est nécessaire d'ajouter que les ulcères de toute nature, scrofulides, ulcères scorbutiques, ulcères syphilitiques, les éruptions diverses, l'anthrax peuvent être le point de départ d'un érysipèle ; que la rétention des menstrues, constituant un malaise pour les femmes, les rend aptes à contracter un érysipèle ou une autre phlegmasie sous l'influence d'une cause traumatique légère ; qu'un érysipèle antérieur peut être une sorte de prédisposition à un second par la perpétuation ou la répétition du mal, qui a favorisé l'apparition du premier.

Le sexe féminin, suivant Neumann, Frank, M. Monneret, est à priori une cause prédisposante à l'érysipèle. Nous ne pouvons accepter cette proposition, d'après ce que nous avons dit de l'érysipèle, et les faits nous donnent raison. La statistique de Burgreave (*OEuvres médico-*

______

(1) Frank rapporte que Tode dit avoir vu en Russie l'érysipèle fréquent en carême, c'est-à-dire au moment du jeûne, et en mars et avril où la température est irrégulière.

chirurgicales, t. V, 1862), nous montrent que ses érysipèles ont été plus fréquents chez les hommes. Il en est de
même pour la statistique de M. Fenestre, et dans la nôtre.
Pour les érysipèles entrés en médecine, la proportion est
plus grande pour les femmes, pour ceux entrés en chirurgie, la proportion est un peu plus forte chez les
hommes.

Les femmes étant exposées à des indispositions men-
suelles sont assujetties en général à des dangers qui
n'existent pas pour les hommes. Ce pourrait être là une
explication de la prédominance, dans certaines statistiques, des érysipèles chez le sexe féminin dus alors à
une prédisposition.

En 1853 Gerdy (1) a étudié dans un même groupe les
causes des accidents des plaies. Nous ne savons quel
était le fond de ses pensées sur l'érysipèle, mais il est
certain qu'il avait une opinion approchant de notre con-
viction ; quelques-unes des causes qu'il donne légitiment
cette supposition. Il admet deux ordres de causes:

1° *Causes de l'inflammation en général* : froid chez
les blessés, secousses produites par le transport (pour les
soldats), corps étrangers demeurés dans la plaie, banda-
ges trop serrés, médication irritante.

2° *Causes individuelles* : travail de l'intelligence, émo-
tions morales tristes ou gaies, excès d'aliments, de vin,
d'eau-de-vie, maladies simultanées.

Pour notre part, nos observations unies à celles dispersées dans la bibliothèque médicale, nous apprennent

(1) Gerdy, *Chirurgie pratique*, t. II, p. 762.

que l'érysipèle naît toujours d'une cause traumatique
pure ou du moins d'une cause traumatique modifiée, ainsi
autour d'une excoriation, d'une plaie enflammée (Trousseau, Piorry), autour d'une plaie non pansée ou pansée
par des procédés dangereux ou insuffisants.

Cette dernière proposition est entièrement démontrée
par 22 observations sur 63 faits d'érysipèles. Les faits
sont nets, irrécusables. Les autres observations sont également des cas d'érysipèles survenus autour d'une plaie;
le traumatisme existe; les seules circonstances propres
au développement de l'érysipèle qui manquent, sont le
défaut de soin de la plaie. Mais il est facile de voir dans
ces observations, les conditions individuelles variées, les
écarts de régime, le manque de repos et les imprudences
concourir à produire un érysipèle.

Les observations IV et XV se rapprochent des érysipèles
dits spontanés où il est aisé d'établir le traumatisme,
par cette considération qu'ils occupent la face, c'est-à-
dire une partie découverte exposée à toutes les variations
de température.

Pourquoi, en effet, cette prédilection de l'érysipèle
pour la face? Faut-il dire avec Camerarius (1652) (1) :
« An quod bilis levitate et calore sursum ferri assolet;
» an quod cutis rara et tenella? » Cela n'explique rien.
Parce que la peau de la face reçoit un sang subtil, cette
idée de Galien n'en dit pas davantage; la théorie de la
fluxion supplémentaire est peu admissible; il ne reste
donc rien à invoquer autre que l'exposition à une série de

____

(1) Camerarius, *Syllog. memorabilium*, cent. XIII, 75.

causes traumatiques, ou bien à un refroidissement, un coup d'air ou l'insolation, comme disait Sydenham : « Dum sub dio diu versatur. » Mais ce sont surtout les brusques changements de température, l'excès de chaleur et l'excès de froid qui produisent les mêmes effets sur l'organisme auquel on doit songer.

Plus d'une fois on peut trouver un traumatisme plus évident, et, si ce n'est dans la plupart de nos observations, nous voyons Hutchinson (1) remarquer chez les marins des érysipèles aux jambes et chercher d'où ils provenaient. Il a cru pouvoir attribuer cet érysipèle aux larges culottes des marins trempées d'eau de mer et frottant sur la peau. En explorant attentivement, M. Trousseau a vu le point de départ des érysipèles des nouveaunés dans des excoriations, des érythèmes antérieurs et des boutons écorchés.

Il exis'e des preuves de l'irritation originelle, antérieure au développement de l'érysipèle, comme pour le phlegmon, pour le panaris; les plus saisissantes que nous invoquerons, ce sont surtout nos observations XLIV et XLIX, où deux plaies existaient à la fois, une grave bien pansée, et l'autre insignifiante qui ne l'était pas. Un érysipèle survint, ce fut autour de la plaie non pansée. Ceci n'exige aucun commentaire. Il en est de même de l'observation suivante :

Un malade, opéré d'un cancroïde de la lèvre supérieure par M. Trélat, remplaçant alors M. Malgaigne, fut soumis immédiatement à un procédé anaplastique. Le pansement

____

(1) *Med. chir. trans.*, t. V; et dans S. Cooper, *Dictionary*, t. I.

simple (un linge troué cératé recouvert par du coton) était placé sur les sutures. Deux jours après l'opération j'assistai au pansement du malade ; le pansement n'avait pas tenu, la partie supérieure de la plaie était sèche. Quelques jours après je retournai voir le malade, il avait un érysipèle circonscrit de la face. Le malade guérit.

Le défaut de précautions, de soins, n'est pas moins évident dans les observations d'érysipèles venus du dehors que dans les phlegmons (1) et panaris. Les malades de l'hôpital n'ont point été tous prudents, ils n'ont point tous observé les prescriptions qui leur étaient faites. L'observation VII nous en offre un exemple concluant ; le malade de l'observation XIV également. Nous opposons ici deux observations où il y a une différence sensible dans la conduite qu'ont tenue les deux malades soumis à une même opération, différence qui peut expliquer pourquoi l'un eut un érysipèle et l'autre pas.

C..., âgé de vingt-trois ans, salle Sainte-Vierge, est opéré le 12 novembre d'un kyste sébacé de la joue gauche. Incision et énucléation. Le malade voulait retourner chez lui, M. Velpeau l'engagea à rester à l'hôpital. La petite plaie fut réunie avec une serre-fine et des compresses d'eau froide furent rigoureusement appliquées. Nous avons surveillé ce pansement avec soin, nous avons défendu au malade de se lever,

(1) Dans le mémoire de M. Depaul sur les vaccinations hâtives, lu à l'Académie en janvier 1862, où l'auteur cherche à établir l'innocuité de la vaccine, il y a des faits de phlegmons de l'avant-bras, par suite de défaut de soins, d'une remarquable lucidité. Ce sont des faits rapportés à l'Académie en 1858, par M. Larrey : 9 artilleurs sur 60 qui avaient été revaccinés, eurent un phlegmon, « et il fut constaté que ces hommes avaient fait leur service. Sur les 9 individus atteints d'accidents phlegmoneux 8 l'étaient au bras droit et un seul, qui était gaucher, l'était au bras gauche. »

de se promener ; je l'ai surveillé dans la journée, il mangea selon sa faim et dut boire deux pots de limonade. Le lendemain, les mêmes précautions lui furent recommandées, l'eau froide fut continuée. Le deuxième jour la serre-fine fut enlevée, la plaie était réunie ; le malade se leva, et nous ne lui avons permis de sortir que le quatrième jour. Le 17, le malade sort guéri.

Un jeune homme, amené par un de nos externes du service, vint au mois de juin à l'hôpital pour se faire enlever un kyste sébacé occupant la région du front. M. Velpeau enleva la matière sébacée et passa le crayon de nitrate d'argent dans la plaie, des compresses d'eau fraîche furent prescrites, une plaque de taffetas d'Angleterre recouvrit la plaie momenta - nément, et le malade s'en alla à pied. Quatre jours après le malade eut un érysipèle, et nous avons appris de l'élève, qui nous fit part de cette circonstance, que le malade guérit.

Ces deux malades étaient-ils dans les mêmes conditions ?

Pourtant il y a d'autres érysipèles. Ainsi nos observations XXX et X : le premier malade eut un coryza, les narines s'enflammèrent, et un érysipèle survint. Nous pensons que dans ce cas l'irritation initiale ne sera pas discutée ; chez le second malade, une glossite superficielle, une infection de la bouche, par une carie du maxillaire inférieur en dit assez, et il nous eût paru étonnant qu'il n'y eût pas quelque inflammation consécutive à cet état de la cavité buccale.

Une cause générale est invoquée dans l'érysipèle, à part une maladie antérieure presque toujours déterminée : nous ne voyons guère de cause générale propre à l'érysipèle. Nos malades suppuraient, ce n'est certes pas là une condition de santé parfaite ; celui-ci avait une broncho-pneumonie, celui-là une fracture du crâne, un autre un abcès dentaire, un autre un panaris profond ; ajoutez à cet état un défaut de soin et de prudence, et nous aurons un état maladif suffisant, mais non spécifique. Dans les érysipèles dits spontanés, on trouve des symptômes gastriques en règle assez générale, pour que Boyer, l'homme de bon sens, l'ait acceptée. Mais est-ce que les embarras gastriques ne sont pas des maladies journalières, et n'est-on pas en droit de conclure que, puisque l'érysipèle dit spontané arrive les dix-neuf vingtième plus souvent à la face que les érysipèles sur d'autres points du corps, les érysipèles appelés bilieux sont simplement des érysipèles survenant à la suite d'un léger traumatisme chez des individus atteints d'embarras gastriques? La fréquence des embarras gastriques au renouvellement des saisons, coïncidant avec une fréquence légèrement plus grande des érysipèles, au printemps et à l'automne, ainsi que nos chiffres le montrent, indique simplement qu'à cette époque les individus sont plus généralement malades, et qu'ils sont sujets à l'embarras gastrique et consécutivement à des maladies inflammatoires de toute nature.

Ainsi donc l'embarras gastrique, une suppuration, une bronchite, des lésions profondes, voilà des états généraux déterminés qui ont produit ou plutôt favorisé le développement de l'érysipèle, mais pas plus que le phlegmon, les panaris et les abcès ; car tous les individus, piqués, coupés ou atteints de contusions, n'ont point d'inflammations consécutives ; et nous trouvons également chez ceux qui les subissent une prédisposition, caractérisée surtout par un malaise antérieur : frissons, langue sale, anorexie et fièvre. Quant à l'angioleucite, c'est plus clair; elle existe si souvent qu'on ne la compte plus, si ce n'est dans les cas où les malades s'arrêtent et souffrent trop; si ce n'est quand la lésion a pris des proportions un peu graves, et dans ces cas on peut encore retrouver un état général des antécédents, voisins de ceux qui existent dans l'érysipèle ; mais ce qu'on ne manque jamais de constater, c'est un défaut de soins et de précautions.

L'état moral, depuis la plus haute antiquité, a été invoqué ; l'influence des chagrins, de l'ennui, et des passions vives demeure aujourd'hui un fait acquis et mis en avant par tous les auteurs comme cause prédisposante. C'est sur deux malades de la ville que nous l'avons surtout observé. Une malade opérée pour une tumeur encéphaloïde du sein, par M. Nélaton, avec tout le succès désirable, heureuse, autant que possible, du bonheur d'un ménage modèle, entourée de soins, éprouva, à propos d'une de ces petites choses qui sont les grandes pour les femmes, à propos d'une rivalité entre des amies qui l'entouraient, des contrariétés journalières. Nous avons assisté aux effets de ces contrariétés, la malade les dissimulait et concentrait en elle-même toute sa mauvaise humeur. Elle eut, neuf jours après son opération, un érysipèle qui guérit néanmoins. Ajoutons que cette malade habitait hors Paris un pavillon très sain, dans une chambre exposée au soleil. L'opération avait été faite au mois de février, et cette dame ne connaissait personne de malade.

Une autre malade de la ville portait une tumeur adénoïde. Nous avons vu la malade, au moment de l'opération elle était assiégée de terreurs ; son enfant qu'elle avait laissé en province était pour elle l'objet de regrets pénibles. Quatre jours après l'opération un érysipèle survient; la malade habitait une chambre bien exposée dans un quartier sain, la place du Panthéon. L'opération avait été faite pendant le mois d'octobre.

Il est une chose qui frappe dans la lecture des observations d'érysipèle : c'est qu'ils viennent plutôt autour des petites plaies, des plaies mâchées que des grandes plaies. Dans nos observations cela est évident (1).

Il est encore constant que les plaies réunies par première intention, que les plaies rapprochées avec le diachylum ont été suivies d'érysipèle fréquemment. Aussi cette idée a-t-elle eu cours un instant, que le diachylum irritait la peau et devenait une cause d'érysipèle. Or, que peut-on penser en ayant égard à la remarque précédente ? Ne vient-il pas naturellement à l'esprit que la plaie réunie enferme les liquides produits dans la plaie, et que d'une grande plaie on en fait une petite dans les plus mauvaises conditions? On produit une plaie anfractueuse qui ne se réunit jamais par première intention, c'est-à-dire suppure inévitablement, et c'est là une cause d'inflammation consécutive dont aucun chirurgien, je crois, ne niera la probabilité. — M. Velpeau, dans sa leçon clinique (2) sur la réunion par première intention, a été assez explicite à ce sujet.

Les érysipèles sont sujets à récidives, la cause a été

(1) Fait constaté encore par M. Gosselin, dans la thèse de M. Fenestre. Paris, 1861.
(2) *Gazette des hôpitaux*, 1861, DE LA RÉUNION PAR PREMIÈRE INTENTION.

trouvée dans un certain tempérament, ce qui constituait une hérédité morbide pour Hoffmann et J. Franck; nous avons vu ce que pensait Vogt.

M. Trousseau a été plus loin (mémoire cité), et il a affirmé que l'on guérissait les érysipèles périodiques de la face en guérissant un mal chronique de cette région. Beaucoup de médecins ne sont pas de cet avis. Nous avons entendu citer par un élève en médecine un fait d'érysipèle périodique spontané concluant, disait-il; nous l'avons interrogé, il nous a appris que la personne dont il s'agissait était une femme employée dans un bureau, ouvert à tous vents, et que la malade avait mal aux yeux, une blépharo-conjonctivite chronique. Cette dame a eu trois ans de suite, entre l'hiver et le printemps, un érysipèle de la face; depuis elle se soigne au renouvellement de saison, et elle n'a plus aujourd'hui que des rougeurs passagères qui disparaissent vite, grâce à un purgatif qu'elle prend à chaque renouvellement de saison, et à un repos absolu dès qu'elle souffre.

La récidive des érysipèles n'en fait point une maladie étrangère aux inflammations; la pneumonie est une des maladies qui récidivent le plus, et elle n'en est pas moins une phlegmasie franche.

III.— *L'influence des hôpitaux sur les érysipèles existe-t-elle ?*

On se préoccupe beaucoup de l'influence de l'agglomération des individus dans les hôpitaux; c'est, suivant la plupart des médecins, une condition qui rend dangereuses les opérations qui se pratiquent dans les services des hôpitaux et occasionnent des érysipèles. Que n'a-t-on pas écrit à ce sujet? Tel hôpital a la réputation d'être malsain, d'être un foyer de fièvre puerpérale. La salle Saint-Côme; l'hôpital Saint-George, de Londres, ont eu une réputation pour les érysipèles. Aujourd'hui c'est la Clinique qui passe pour être fatale aux opérés. A Beaujon, en 1861, M. Fenestre a constaté un érysipèle épidémique; la Charité a été également accusée d'être un foyer d'érysipèles. Mais ce sont là des bruits qui courent, et ce que nous avons vu pour notre part ne justifie point de telles croyances. C'est, il nous paraît, aller trop loin que d'attribuer à un *génie* épidémique inconnu, à la disposition d'un lieu, à la grandeur d'une salle, à son insalubrité, même constatée par les expériences les plus concluantes, le développement d'un certain nombre de maladies analogues. La constitution médicale, l'influence nosocomiale jouissent, à notre avis, d'un trop grand crédit. Bien que l'étude des *circumfusa* dans la considération de l'origine des maladies soit extrêmement importante, ce n'est pas tout, il faut le dire, de constater l'influence du milieu dans lequel nous vivons sur la santé et ses dérangements, les conditions individuelles doivent être approfondies et mises en cause, leur part dans les maladies est peut-être plus que jusqu'ici on ne l'a pensé. En effet, que l'on se reporte à ce qui se passe dans les hôpitaux. Est-ce que tous les blessés ont un érysipèle? est-ce que tous les opérés sont atteints de cette complication? Non, sans doute, et plus ou moins des trois quarts des malades y échappent. L'influence nosocomiale existant, elle porte sur tous les individus à la fois; ceux qui ne subissent pas l'influence du génie épidémique ont donc quelque chose de spécial en eux, une immunité, une grâce d'état, comme il y a chez les autres sur lesquels l'épidémie porte une prédisposition.

Traduisons ces axiomes en langage plus positif et nous arrivons à cette donnée que c'est le grand nombre d'individus prédisposés qui fait le chiffre mortuaire des épidémies dans les salles d'hôpital, et en poussant un peu plus loin la conséquence que les conditions individuelles sont les conditions essentiellement nécessaires au développement d'une maladie même épidémique.

Du reste, dans les hôpitaux l'érysipèle serait plus endémique qu'épidémique. En effet, notre tableau des érysipèles nous apprend que le nombre des érysipèles est à peu près le même dans toute l'année. C'est aux mois de mars, juillet, août et septembre que nous avons eu le plus d'érysipèle, et ces mois sont précisément ceux où nous avons reçu le plus d'affections traumatiques. Les érysipèles dits spontanés sont moins fréquents dans les hôpitaux qu'en ville; l'influence de l'hôpital ne peut être mise en avant. Examinons si ceux-ci et ceux-là sont dus à une influence épidémique.

IV. — *L'érysipèle est-il épidémique?*

Si l'érysipèle est une maladie tenant à un miasme développé à certaines époques de l'année, nous devons retrouver dans quelques pays, sur le globe, un lieu où il règne sinon d'une façon constante, du moins d'une manière régulière. C'est ce qui n'existe pas. Connor (1) a dit, il est vrai, que l'érysipèle était endémique en Pologne, voilà pour les pays froids. Bajon (2), membre correspondant de l'Académie des sciences et de l'Académie de chirurgie, nous apprend que dans les pays chauds où le pian et la lèpre sont des maladies attachées au climat, les inflammations, les mêmes que dans les pays froids, sont rarement idiopathiques, et que, lorsqu'elles existent, elles sont érysipélateuses, s'accompagnent d'œdème considérable et guérissent par résolution. Il s'occupe du traitement des plaies, et dit que le climat exige des modifications dans le traitement, parce que les plaies se boursouflent, arrivent vite à la gangrène. Il énumère encore les maladies épidémiques. Nous trouvons la variole, les rhumatismes, les pneumonies, les rhumes, les fièvres, les ophthalmies, mais point l'érysipèle. Au nombre des maladies nommées dans le *Mémoire sur les maladies de la peau*, il n'est pas non plus fait mention de l'érysipèle.

Depuis Connor personne n'a parlé d'un érysipèle endémique en Pologne. Les *Traités des maladies des Européens dans les pays chauds*, de Poupet-Desportes, Lind, les traités de médecine de l'Algérie ne nous apprennent rien sur les caractères des érysipèles exotiques, et M. Velpeau ne croit point à l'influence spéciale d'un climat quelconque pour la production de l'érysipèle (voir l'historique).

---

(1) Irlandais, médecin de Jean Sobieski. Cet auteur n'a fait qu'émettre une assertion (citation de Richter).

(2) Bajon, *Mémoire pour servir à l'histoire de Cayenne et des Guyanes françaises.* Paris, 1778, t. I, mém. III et VIII, t. II, mém. II et III.

Voyons maintenant les épidémies dans l'histoire. Hippocrate a dit : « Valde autem permanebunt erysipelata »per æstatem et sub autumnum (*loc. cit.*) ». Fab. d'Acquapendente faisait des réserves pour l'érysipèle dit pestilentiel. Les assertions de Sylvius, d'Hoffmann, de Sauvages ne sont pas appuyées sur des faits qui autorisent une discussion. Nous avons remonté aux sources des opinions de Sauvages, et l'on s'est fait une idée de l'épidémie de Toul (voir page 45), et du feu de Saint-Antoine qui ressemble beaucoup à une épidémie d'anthrax, d'ergotisme et peut-être d'acrodynie.

Schrœck (1) dit : « Dum sub signum tauri accederet sol, »variolas tunc humidas et ab eadem seri stagnatione capitis »erysipelas in sexu muliebri produxit. Quod ex negligen- »tiori fortasse partis istius custodia, præviis in collo tu- »midis doloribus cum febrili incalescentia invasit ; ex »moderato lecti calore, præsertim diaphoreticorum ter- »reorum usu accedente non difficulter discussum fuit.»

Ch. Richa (2), dit J. Frank, a constaté que l'érysipèle était épidémique.

Voici ce qu'il y a dans cet auteur, dans un tableau du mois de janvier 1720. Il y a la température, les vents, la hauteur barométrique, plus une énumération de toutes les maladies vues souvent dans ce mois. Il suffit de considérer l'énumération pour voir le fond qu'il y a à faire sur la citation. L'érysipèle est placé à côté des apoplexies,

____

(1) *Constitutio epidemica*, Angustanorum, anno 1708. Imprimé à Nuremberg, et reproduit dans *Éphémérides des cur. de la nat.*, app. aux cent. I et II.

(2) Charles Richa, *Constitutio epidemica*, Taurinorum. 1820, Bibl. imp.

de l'arthritis, du scorbut, aussi bien qu'à côté des toux spasmodiques, des catarrhes, des varioles malignes.

. Dans le texte, Richa ne dit rien de propre à l'érysipèle. Du reste, c'est toujours le même esprit qui guide les écrivains sur les constitutions médicales. Baillou, Sydenham, Hildenbrandt, de Haen, Lepecq de la Clôture ou Richa, c'est tout un. Ils historient tous sur des symptômes prédominants, sur l'efficacité de telle ou telle médication, de préférence à telle autre ; il n'y a pas de statistique établie.

Puis nous trouvons des remarques dans les publications périodiques, les érysipèles sont beaucoup plus fréquents, 1836, 1837, 1844 (1).

. Il y a bien encore des citations de ce genre, sans preuves à l'appui : « A Londres, en 1733, il y eut une épidémie d'érysipèle pendant laquelle la tête était surtout affectée (2). »

En 1770, Whitfield vit au printemps les érysipèles se succéder dans ses salles (3).

Mais tous les faits sur lesquels les auteurs s'appuient, ne sont ni cités, ni comptés, ni soumis à une statistique même élémentaire, et nous ne craignons pas d'affirmer que, si restreinte que soit notre statistique, elle est, sinon la première, du moins la seconde ou la troisième ; encore la statistique à laquelle nous faisons allusion, une statistique de M. Burgreave (4), de toutes les maladies de son

(1) Et puis encore d'autres citations dans Masson, thèse de Paris, 1848.
(2) Bromfield, *Med. comm.*, t. II, p. 322.
(3) Dans Wells, *loc. cit.*
(4) Burgreave, *Méd. prat.* 1862, t. VI.

service, ne renferme-t-elle qu'une énumération sèche d'érysipèles variés observés pendant plusieurs années, et les relevés statistiques de la clinique de M. Velpeau ne donnent que le nombre des érysipèles par année.

Il y a dans la thèse de M. Lepelletier (de la Sarthe) une citation empruntée à Ozanam (1) : Tozzi signale dans ses *Commentaires sur les Aphorismes d'Hippocrate*, t. VII, § 20, une épidémie qui régna à Naples, en 1770, pendant laquelle les individus étaient atteints d'érysipèle au scrotum (2); Ozanam dit d'érysipèle à la tête.

Mais, dans Plouquet (*Litteratura medica digesta*, art. ÉRYSIPÈLE), il n'y a rien sur Tozzi, pas plus que dans Hæser (*Bibliotheca epidemiographica*, 2ᵉ édition).

Les épidémies d'érysipèle sont rares dans ces deux livres. Voici ce que nous trouvons dans Hæser, sous le titre d'*ignis sacer*, Fuchs, Das Helige fever 1834 et Burean (3). Dans le supplément il y a, à propos d'*ignis sacer*, Fuchs cité par Hecker, dans le journal de Heilk.

Dans Ozannam, outre Tozzi et Richa, nous trouvons cité Darluc, 1730 et 1750 à la fois (4), et Ferro (*Journal*

---

(1) Ozanam, *Histoire des épidémies*, t. IV.

(2) Il y a là une erreur, la date 1770 est fausse. Tozzi est mort en 1717. Dans les *Commentaires*, qui sont à la bibliothèque de la Faculté, il n'y a que deux volumes, ne contenant que les quatre premiers thèmes, et leurs commentaires. Tozzi n'existe ni à la bibliothèque impériale ni à la bibliothèque Mazarine, de sorte qu'il n'a pas été possible de s'assurer si en rétablissant à peu près l'indication qui est dans Ozanam, sect. VII, aph. 20, et qui correspondrait à l'aphorisme *Ex erysipelate putredo aut suppuratio*, Tozzi avait mis là une réflexion sur un érysipèle épidémique qui aurait régné en 1670; mais alors Tozzi en eût parlé dans son *Traité*, que nous avons cité à l'historique (page 34), et il n'en est rien.

(3) Burean, *On the erysipelas who is called St-Antony's fire*, 1777.

(4) Sans doute une faute d'impression.

des médecins de Vienne, 1780). Darluc seul existe à la
bibliothèque de la Faculté (1). Il s'agit d'une fièvre putride avec parotides suppurées, angine maligne ; il n'y
a pas le mot d'érysipèle prononcé une fois. L'erreur nous
paraissait si énorme, que nous avons cherché si nous ne
nous trompions pas nous-même. Dans la table du *Journal
de Vandermonde*, le seul journal de médecine, en 1750,
nous avons cherché, au nom de Darluc, et nous n'avons
trouvé rien autre que l'article cité. Du reste, cette désil-
lusion en fait de citations, n'est pas la première que nous
ayons éprouvée. Pour ce qui est des citations de Bureau,
Ferro et Fuchs, nous n'avons rien à dire, leurs travaux
n'existent pas à Paris, et le titre n'indique rien de caractérisé.

Parmi les contradictions de l'épidémicité de l'érysipèle,
on peut citer Tissot (2) qui dit : « In biliosis et primarum
» viarum catarrhalibus epidemiis erysipelas quam raris-
» sime repertum est. » C'est encore là une remarque qui
ne concorde point avec l'érysipèle bilieux.

Notre statistique ne confirme point la doctrine des épidémies dans toute l'acception, ni pour l'érysipèle traumatique, ni pour l'érysipèle dit spontané. Une seule chose est
démontrée, c'est que les érysipèles comme les phlegmons,
sont peut-être plus fréquents (3) au renouvellement de
saisons, si influents pour toutes les maladies quelles

____

(1) Darluc : « Relation d'une maladie contagieuse en Provence, 1755,
Journ. de Vandermonde, t. VIII, p. 357.
(2) Tissot, *De febribus*. Lauzanne, 1755.
(3) Voir nos tableaux.

qu'elles soient, et en particulier la pneumonie qui existe surtout en mars (1) et avril, voilà tout.

La doctrine des constitutions médicales était d'abord une interprétation des livres d'Hippocrate avec Baillou, Sydenham, Camerarius, R. J. (1736), un commentateur de Sydenham, de Haen, Mertens, Stoll, Lepecq de la Clôture, Hildenbrandt, Fuster (2), et tant d'autres, outre Schnurrer (3) (1810), qui fit de la constitution médicale un espèce d'attribut propre à un malade collectif représentant une génération d'individus. Elle s'est étendue depuis. Nous avons aujourd'hui des constitutions médicales stationnaires, épidémiques, accidentelles, saisonnières et climatériques.

Sans vouloir entrer ici dans une discussion des constitutions médicales, nous ne pouvons nous empêcher de dire qu'elles renferment des exagérations, et qu'une interprétation mystérieuse n'est pas une explication. L'antiquité qui nous rapproche de l'état de nature a vu ce qu'il y avait de vrai dans la constitution médicale.

Hérodote, l'Hippocrate de l'histoire, avait déjà remarqué l'action de l'atmosphère : « Après les Libyens il n'y a point d'hommes plus sains que les Égyptiens. Je crois que l'on doit attribuer cela à la bonté de l'air qui

---

(1) Grisolle, dans son *Traité de la pneumonie.*

(2) Lepecq de la Clôture, *Observations sur les maladies épidémiques,* 1776. — Hildenbrandt, *Méd. prat.,* t. I. 1778. — Fuster, *Maladies de la France,* 1840.

(3) Schnurrer, *Matériaux pour servir à l'histoire des épidémies,* traduction de Gasc, 1815.

ne change et ne s'altère jamais, car les maladies procèdent surtout de ces diverses mutations (1).

Hippocrate (2) reprit cette idée répandue et lui donna une tournure scientifique. « Les maladies sont principalement engendrées par les changements de saisons et dans les saisons elles-mêmes par de grandes alternatives de chaud et de froid, et ainsi du reste. » Les épidémies de peste, de choléra, ne sont point le fait d'une constitution médicale, et l'on peut encore les rapprocher des constitutions saisonnières. Le miasme paludéen n'est pas davantage une preuve de constitution médicale.

La conception d'Hippocrate existe encore, les fièvres vernales sont admises par tous les auteurs modernes. L'érysipèle est dans le même cas que les fièvres vernales. Bien que cette maladie soit placée dans les constitutions médicales accidentelles, bien que M. Monneret (3) dise : « Personne ne niera que, pendant un certain nombre d'années, sans qu'on sache pourquoi, toutes les maladies ont quelque chose de spécial... qui ajoute un élément de plus à la maladie; » bien que Sydenham ait détaché un bon nombre de maladies de constitution atmosphérique, bien que Duncan (*loc. cit.*) ait dit que les causes de l'apparition de l'érysipèle à un moment plus qu'à un autre nous sont inconnues; les maladies en général, et l'érysipèle en particulier, n'en restent pas moins soumises aux influences atmosphériques, comme l'a dit Hippocrate; et

____

(1) Hérodote, t. I, liv. II, *Régime de quelques Égyptiens*, traduction de Du-Ryer.

(2) Aph. I, sect. III.

(3) *Compendium*, t. III, p. 362.

sinon à titre de cause déterminante, du moins à titre de
cause prédisposante, en s'unissant aux écarts de régime
et au défaut de soins des individus pour leur santé; en
un mot, aux conditions individuelles, c'est là ce qui arrive
pour l'érysipèle. Parmi nos soixante-quatre malades
entrés dans le service de médecine, les érysipèles se sont
montrés plus fréquents, surtout en avril et mai, époque
à laquelle la température varie généralement beaucoup,
et où les individus sont surpris par des causes de refroidissement contre lesquels ils sont peu en garde. Il y a eu
encore beaucoup d'érysipèles au mois de décembre ; dans
ce mois et les deux qui précèdent, la température est
généralement aussi variable qu'au commencement du
printemps.

Pour l'érysipèle traumatique, il n'y a pas de mois où
il n'y en ait quelques-uns dans les services les moins
renouvelés; dans les grands services, où il entre beaucoup
de malades gravement blessés, et réclamant de grandes
opérations, les érysipèles sont plus régulièrement fréquents ; d'abord parce que les malades sont plus gravement atteints, ensuite parce que les opérations sont
dangereuses en elles-mêmes. Il n'y a pas d'indice suffisant
d'épidémie sur les blessés et opérés dans nos statistiques,
pour que nous acceptions l'idée d'une influence épidémique, autre que celle peu marquée néanmoins du
renouvellement des saisons; mars, juillet et septembre
ont été chez nous les seuls mois un peu remplis, et
nous ferons remarquer qu'il en a été de même pour les
autres phlegmasies, phlegmons, abcès, angioleucites et
adénites.

Dans la statistique des érysipèles de M. Gosselin (1), à l'hôpital Beaujon, publiée dans la *Gazette des hôpitaux*, et citée par M. Fenestre (2), nous voyons à peu près la même chose. Ainsi, en janvier, 4 érysipèles; en février 3, en mars 4, en avril 7, en mai 7, en juin 6, en juillet 2. M. Gosselin cessa d'opérer, et jusqu'au 3 août il n'y eut plus d'érysipèle à l'hôpital Beaujon. En ajoutant ces érysipèles à ceux de notre statistique, nous arrivons à un chiffre peu différent pour chaque mois. Ainsi : janvier 9, février 9, mars 9, avril 8, mai 13, juin 6, juillet 11. Il ne peut venir à l'esprit qu'il y ait ici de quoi constituer une ou plusieurs épidémies; et sur ce point, la grande statistique des hôpitaux seule pourra dire le dernier mot.

Alors on verra par des chiffres incontestables, avec leur contrôle naturel grâce aux indications données sur les feuilles statistiques, s'il y a réellement des épidémies d'érysipèle dans les hôpitaux, et si l'influence nosocomiale enfin agit sur leur production en dehors des conditions de santé individuelles. Jusqu'à présent l'influence nosocomiale ne paraît porter que sur un certain nombre d'individus, qui passent par exemple d'un milieu plus hygiénique dans un milieu qui l'est moins, comme les individus de la campagne venant se faire opérer à Paris. Un bon

---

(1) *Gazette des hôpitaux*, 3 août. Ces chiffres diffèrent de ceux de M. Fenestre, qui donne les suivants : février 2, mars 8, avril 21, mai, 13, juin 7, juillet, 4. La statistique de M. Fenestre contient sans doute les érysipèles nés en médecine; nous ne savons rien, du reste, sur l'origine des faits comptés, il n'y a pas l'ombre de détails, et nous avons dû nous en rapporter aux chiffres mieux expliqués de M. Gosselin.

(2) Thèse de Paris, 1861 (n° 78).

nombre de malades malheureux de Paris trouvent dans les hôpitaux un bien-être auquel ils n'étaient pas accoutumés. On ne me fera jamais croire qu'une salle d'hôpital soit aussi infecte, aussi malfaisante que les chambres borgnes des rues du quartier Mouffetard, de la cité, des faubourgs du Temple et Saint-Antoine, où six ou huit individus couchent dans une petite chambre mal éclairée, où l'on mange, où l'on fait la cuisine, les savonnages, ou les actes de la vie et du travail, même les plus malsains, sont accomplis. Quel est le médecin qui n'a pas senti les odeurs de ces capharnaüms et qui ne préfère cent fois l'odeur des hôpitaux ? Que l'érysipèle dépende de l'influence nosocomiale dans quelques cas, cela peut être, mais ce n'est pas prouvé. On constate tous les ans des érysipèles dans les hôpitaux à la suite des opérations, et des plaies. Nombre de malades échappent à l'influence supposée de l'hôpital et guérissent, et il est facile de déterminer les conditions de ces malades : ils ont une bonne santé et leur plaie est bien soignée. Chez ceux qui succombent, au contraire, il est facile de voir que leur condition individuelle particulière peut être invoquée à plus de titre que l'influence nosocomiale.

V. — *L'érysipèle est-il contagieux ?*

Cette idée, mise en avant, puis repoussée, a revu le jour dans ces dernières années. M. E. Labbé, dans une bonne thèse, a cherché à établir que l'érysipèle était contagieux, mais il ne donne pas de faits ; de sorte que, pour combattre cette hypothèse de la contagion, nous devons remonter aux premiers faits observés, ayant assez de détails pour permettre un jugement.

Riedlin (1709), qui nous a laissé quelques observations curieuses d'érysipèle, nous offre ce fait (1) : Une pauvre vieille femme ayant veillé une autre malade atteinte d'érysipèle, et ne s'étant pas déshabillée pendant six jours et six nuits, eut un érysipèle. Riedlin ajoute qu'il a vu d'autres exemples.

Nous savons ce que l'on doit penser scientifiquement des opinions prêtées à Sylvius, Hoffmann, Sauvages, Cullen, Bromfield.

Willan parle, sans détails, d'un enfant qui communiqua un érysipèle à sa mère.

Wells n'a donné aucune observation. Il parle de faits qu'il a vus, qu'il a entendu citer, qu'il a recueillis dans d'autres ouvrages ; nous ne pouvons donc nous y arrêter. Du reste, Bateman, S. Cooper (2), M. Rayer et M. Velpeau se sont ouvertement prononcés contre la contagion, contrairement à Wells.

Dans Lawrence (*loc. cit.*) il y a un fait de contagion ainsi énoncé : Un enfant qui eut un érysipèle communiqua cette maladie à son père, qui portait un séton au cou. Il n'y a pas à choisir entre les interprétations, ou il y a eu contagion, ou il y a eu défaut de soin du séton.

Dans la pratique des hôpitaux et de la ville il y a eu des exemples de contagion concluants, dit-on, mais ils ne sont pas publiés. L'année dernière, un fait a très

(1) *De curandis hominum morbis*, obs. CCIV.
(2) *Dictionnaire*, art. ÉRYSIPÈLE.

occupé. Un élève eut un érysipèle de la face et du cuir chevelu ; il fut soigné par sa mère et lui communiqua un érysipèle. On sait ce que c'est que les soins d'une mère, une sollicitude de tous les instants, des veilles, des inquiétudes et une participation aux souffrances de son enfant.

Considérons ce fait, qui a quelque ressemblance avec celui de Riedlin et des autres observateurs. Croit-on, par exemple, que l'existence de garde-malade soit pour un parent ou un ami dévoué une bonne condition hygiénique, alors qu'on perd le souci de sa propre personne pour ne s'occuper que du malade qu'on aime ?

M. Graves, dont les œuvres viennent d'être traduites par notre collègue, M. le docteur Jaccoud, est un partisan de la contagion de l'érysipèle. Il cite un fait d'un fils qui prit un érysipèle en soignant sa mère atteinte de cette maladie. Nous pouvons appliquer ici les raisonnements faits plus haut.

Dans les hôpitaux, rien de semblable ne se passe. On constate des érysipèles dans une salle et qui *sautent*, pour me servir d'une expression consacrée, d'un bout de la salle à l'autre, et se développent rarement entre deux malades voisins. La contagion se trouve-t-elle ainsi prouvée?

Nous savons bien que dans nos observations on en prendra une comme preuve de contagion de l'érysipèle ; mais nous prierons ceux qui auraient cette tentation de vouloir bien remarquer que le malade s'était levé, qu'il se promenait avec une plaie en suppuration (obs. V), et nous montrerons par l'observation suivante, qu'au voisinage d'un malade atteint d'érysipèle (obs. XLII) un autre malade eut un phlegmon autour d'une saignée, et si l'on nous objecte qu'il y a eu contagion, nous ferons remarquer que le malade était dans un lit placé à côté des lieux et que ce lit et les voisins ont été dans une forte proportion ceux où il s'est développé des érysipèles et des angines.

V..., âgé de dix-neuf ans, entre à l'hôpital, n° 34, le 14 novembre pour une inflammation circonscrite autour d'une bourse séreuse de la paume de la main. Incision de l'abcès formé. Le malade se lève et se promène. Ce garçon a toutes les allures d'un mauvais sujet. Il n'obéit à aucune de nos re-commandations.

Le 20 novembre, le malade est pris d'amygdalite avec fièvre intense. — Diète, gomme, un vomitif est prescrit et une saignée est faite. Le malade va beaucoup mieux.

Le 24, le malade se plaignit de son bras gauche où la saignée avait été pratiquée. La plaie suppurait et tout autour existait une tuméfaction rénitente mal limitée, douloureuse, chaude et fluctuante. — Cataplasmes, repos.

Le 25, un abcès est ouvert. Le malade se lève et va se promener au jardin.

Le 27, deux nouveaux abcès se forment et sont incisés.

Les jours suivants, le pus sortait mal; une petite contre-ouverture est faite. Le malade ne fut pas plus sage que les jours précédents; il se promena encore et se servait de son bras gauche sans scrupule. Des indurations se forment autour de la plaie de la saignée. — Des cataplasmes sont maintenus en permanence. Ces accidents durent jusqu'au 16 décembre, où l'inflammation commença à diminuer, et le malade entra en convalescence réelle.

Nous voyons dans ce fait que le phlegmon pourrait être envisagé comme un fait de contagion aussi bien que l'érysipèle du malade (obs. V).

On nous dira peut-être que Duncan jeune (1) a donné des faits de contagion du phlegmon. Voici ce qu'il écrit : « The only fact which could lead to the suspicion of its » being contagious is that mentioned by Dr Nelson. » Voici le fait, c'est l'histoire d'une famille : M. Newby eut un érysipèle phlegmoneux, M. Jakson eut une inflammation de la gorge de la nature de l'érysipèle, le pupille de M. Newby eût un accès de fièvre lente, la servante eut une angine tonsillaire, un serviteur, une bonne d'enfants et une autre femme eurent de la fièvre. Mais est-ce encore là de la contagion ?

Duncan dit bien encore qu'il y a quelques faits analogues dans Morand, mais c'est une simple assertion.

M. Fenestre (*loc. cit.*) dans sa thèse parle d'exemples de contagion qu'il présente comme très concluants. En voici deux qui sont un peu plus détaillés :

« Le 23 avril, l'aumônier de l'établissement, attaché à ce poste depuis deux mois, après être resté un certain temps auprès d'un de nos malades (atteints d'érysipèle), eut un érysipèle sur le front autour d'un *petit bouton* qu'il portait au front ; la maladie fut compliquée de pneumonie et le malade mourut. »

« M. Gosselin fut appelé auprès d'un enfant nouveauné atteint d'un érysipèle qui le fit mourir en vingt-quatre heures. La mère de cet enfant avait une *égratignure* à la jambe, il y vint un érysipèle. »

Ces deux faits prouvent qu'il y a des coïncidences et

---

(1) *Trans. Soc. méd. Edimb.*, t. I., *Mémoire sur l'érysipèle phlegmoneux.*

rien de plus. Cependant un bouton, une égratignure seuls
non soignés ont assez souvent suffi pour qu'un érysipèle
se développât. Ces deux faits de contagion doivent donc
être reçus avec réserve. Pour notre part nous nous
croyons autorisé à les repousser.

M. Fenestre, voulant appuyer la contagion, dit que
5 érysipèles existèrent à l'entrée de la salle ; que dans
quatre lits voisins des malades eurent successivement un
érysipèle. Ce sont là des faits choisis, non détaillés, et
l'on pourrait objecter que les malades étaient près de la
porte ouverte et fermée à chaque instant, et qu'ils ont été
exposés à des refroidissements. Du reste, cette idée a déjà
été mise en avant par M. Gosselin pour expliquer des érysipèles plus fréquents dans la salle de chirurgie au rez-de-
chaussée à l'hôpital Beaujon. Dans nos observations nous
avons des faits dans le genre de ceux dont il est question.
Les lits n°s 34 et 35 sont de chaque côté des lieux, dont
la fenêtre constamment ouverte laisse introduire l'air
dans la salle un nombre de fois illimité chaque fois qu'un
malade entre dans les lieux, et aux n°s 34, 35 et 36 nous
avons eu 4 érysipèles, 2 amygdalites et 1 phlegmon dans
l'année. Chose remarquable, ces quatre individus étaient
précisément ceux qui avaient les érysipèles les mieux
déterminés.

Nous nous abstiendrons ici des raisonnements qu'il
serait aisé de faire, parce que les faits doivent passer
avant tout. Or nos faits établissent d'une manière évidente qu'un grand nombre de nos érysipèles viennent de
la ville où ils sont nés, qu'ils existent à la face le plus
souvent, et 61 fois sur 66 dans nos observations autour

d'une plaie. Mais nous ne pouvons nous empêcher de dire qu'une affection contagieuse procède de deux façons : par un virus comme dans la variole ; et alors l'infection est toujours générale ; ou bien elle est due à un agent virulent comme celui de la pustule maligne agissant par contact direct, alors le mal occupe seulement la place où il a été appliqué, comme le fer rouge, l'ammoniaque agissent là où ils sont mis en rapport avec la peau ; c'est une action traumatique. Nous ne parlons point ici à dessein des affections contagieuses parasitaires. Les érysipèles et le phlegmon se développent quelquefois grâce aux agents virulents dans les piqûres anatomiques, comme conséquence seulement ; mais jamais ils ne se développent comme la variole ; l'érysipèle général d'emblée n'existant pas.

Il faut encore considérer que le pus, le virus anatomique, le fer rouge peuvent déterminer, aussi bien que l'érysipèle, un phlegmon, une angioleucite ; il n'y a donc rien de spécifique.

Si nous avons démontré pour tout le monde que l'érysipèle tient aux conditions individuelles, qu'il est souvent le résultat d'un défaut de soins locaux et généraux, comme l'angioleucite et le phlegmon, la contagion sera suffisamment renversée, et, à défaut de ces preuves, nous aurions encore derrière nous des autorités dont l'expérience vaut bien celle de Wells.

Notre étiologie est entièrement fondée sur nos observations, et les remarques qu'elles auront inspirées ont à nos yeux une grande valeur, par cette considération même que les faits ne sont point choisis. Ce sont tous les érysipèles d'une année dans un service de 86 lits, ce sont les faits d'un hôpital de 600 lits, ayant contenu plus de 7000 malades.

Nous avons fait une statistique restreinte, il est vrai, mais pourvue de tous les éléments de comparaison désirables. Nous ajouterons encore, pour appuyer mieux nos conclusions, pour les légitimer, les observations prises pendant l'année 1860, à l'hôpital des Cliniques, et où se retrouvent, dans une proportion à peu près égale, les mêmes faits que pendant l'année 1861. Voici les faits résumés :

Homme tombé de la hauteur d'un premier étage. Fracture du radius. Cinq jours après son entrée à l'hôpital le malade est pris d'un érysipèle du cuir chevelu et du front partant d'une petite plaie du front qui avait été pansée simplement, mais sur laquelle le pansement n'avait pas tenu et où il s'était formé une croûte. — Le malade guérit.

Homme de la campagne. Autoplastie de la face pour un ectropion ; pansement à l'eau froide ; érysipèle traumatique avec embarras gastrique antérieur, occupant la face, puis le cuir chevelu. — Mort.

Homme entré avec un érysipèle de la face et du cuir chevelu, suite d'une plaie du nez suppurant encore. Pas de symptômes généraux, si ce n'est que le malade n'avait point sa connaissance. — Guérison.

Homme. Hydrocèle enflammé d'un sac herniaire. Incision large. Le malade était dans le délire, avait une fièvre intense; le cataplasme appliqué ne tint pas, les bourses tombant entre les cuisses, baignaient dans le pus qui s'écoulait de la tunique vaginale ; érysipèle bronzé de la cuisse, de la fesse et du pli de l'aine. — Mort.

Femme. Fracture compliquée de la jambe avec issue des fragments ; érysipèle. — Mort.

Jeune fille, dans une salle de six lits seulement. Autoplastie pour ectropion cicatriciel, suture; érysipèle circonscrit sur le lambeau et le nez.— Guérison. (Orpheline mutilée, dirigée par un laïque qui la traitait durement.)

Femme pusillanime et indocile, âgée de cinquante-neuf ans. Encéphaloïde du sein gauche; ablation, réunion par bandelettes de diachylon ; érysipèle. — Mort.

Femme âgée de soixante-deux ans, de la campagne. Squirrhe du sein, ablation ; érysipèle. — Mort.

Femme âgée de soixante-huit ans, de la campagne. Amputation du sein, réunion par première intention. — Mort.

Femme venue de la ville avec une plaie peu étendue de la jambe et érysipèle consécutif. — Guérison.

Femme entrée avec un érysipèle spontané de la face. — Guérison.

Homme âgé de quarante ans. Nécrose de l'humérus; extraction de sequestre, pansement simple n'ayant pas bien tenu; érysipèle sans phénomènes généraux.—Guérison. Ce malade eut en ville un abcès de l'aisselle consécutivement.

Femme de vingt-sept ans, dans une salle de six lits. Kyste de l'ovaire ; ponction ; traînée érysipélateuse, avec embarras gastrique. — Guérison.

Avec cela il y eut dans le service onze infections purulentes sans érysipèles.

Enfin nous ne discuterons pas, en terminant l'étiologie, la question de la ressemblance de l'érysipèle avec es fièvres puerpérales et de l'identité de leurs causes, parce que nous avons montré plus haut que l'infection purulente est une complication de l'érysipèle, et qu'il nous paraît oiseux de confondre une maladie avec ses complications, la fièvre puerpérale demeurant, pour la plupart des esprits, une infection purulente.

TRAITEMENT.

M. Lepelletier (de la Sarthe) a donné, nous l'avons vu, une division satisfaisante des traitements multipliés qui ont été dirigés contre l'érysipèle et constituaient les méthodes expectante, antiphlogistique, répercussive, dérivative, ectrotique, mercurielle, tonique, compressive et divisante. C'était là une tentative heureuse pour classer des médicaments sans nombre, et M. Lepelletier avait à peu près tout classé. Mais depuis, de nouvelles expériences ont introduit de nouveaux médicaments, et l'on ne peut plus guère maintenant diviser autrement les médicaments qu'en deux groupes distincts; les médications générales et la médication locale et topique, les deux ordres de moyens de traitement que nous avons à étudier pour y choisir ou y combiner des éléments de guérison sinon souverains, du moins utiles.

Nous n'avons pas eu le courage de compter tous les médicaments anciens et nouveaux, que chacun est tenté d'augmenter encore. Du reste, cette énumération longue de topiques, de répercussifs empruntés au règne végétal et à la chimie, aurait été réellement un luxe sans profit. Que le lecteur se reporte aux pages où il est traité de la médecine de Paul d'Égine, de Guy de Chauliac, il trouvera

un certain nombre de ces médicaments perdus, repris,
oubliés, et qui reparaissent de temps en temps sous une
autre forme et dans d'autres combinaisons, ce qui leur
donne un air de nouveauté. Ceci n'est point une critique
toutefois, et si l'on peut dire que la secte méthodique
avec Thessalus avait inventé le sinapisme contre l'inflammation, c'est-à-dire une dérivation, et qu'Alexandre de
Tralles employait le vésicatoire contre l'érysipèle, il n'est
pas moins vrai que Pelletan, Dupuytren, Larrey et
Lawrence eurent une part réelle à la réhabilitation du
vésicatoire dans l'érysipèle, et que M. Velpeau en a bien
démontré un des modes d'action. S'il est vrai qu'Antyllus
ait employé les scarifications sur les rougeurs inflammatoires des jambes, il n'est pas moins exact que Dobson (1)
et Lassis ont bien défini l'usage des mouchetures et scarifications.

Depuis Hippocrate, la saignée remise en honneur, reléguée au nombre des choses inutiles, a passé par des
phases répétées de vogue et de discrédit.

Naguère encore, M. Bouillaud attribuait la guérison des
érysipèles spontanés à des saignées pratiquées régulièrement, et M. Velpeau venait ensuite déclarer l'inefficacité
de la saignée. Les médecins éclectiques acceptent la saignée; les uns avec Pearson (2), Bateman, n'admettent
la saignée que chez les individus forts, en raison des
phénomènes congestifs, de conditions spéciales, et cette
opinion est généralement admise. Mais c'est surtout

(1) *Lettre à Lawrence*, 1828. *Med. chir. trans.*, t. XIV.
(2) *Principles of surgery*.

lorsque des phénomènes cérébraux apparaissent, qu'une violence portée sur la tête a pu produire des lésions cérébrales en même temps qu'une plaie, que la saignée est indiquée par tous les auteurs modernes.

La méthode dérivative appliquée sur le tube digestif n'est pas beaucoup moins ancienne que la saignée. Hippocrate purgeait les individus qui avaient un érysipèle autour d'une plaie; Galien, frappé sans doute des vomissements bilieux, avait conclu, grâce au raisonnement, qu'il fallait, dans une maladie dont on pouvait attribuer la cause à un excès de mauvaise bile, faciliter l'effort de la nature qui tendait à expulser cette humeur viciée.

Jusqu'à Richter, Borsieri, Astruc et Desault, les purgatifs simples étaient employés pour produire la révulsion sur le tube intestinal. A partir de ces auteurs, les purgatifs furent plus variés : les drastiques, l'antimoine sous forme d'émétique, d'éméto-cathartique, le petit-lait émétisé, devinrent des remèdes classiques contre l'érysipèle, et ont conservé des partisans encore de nos jours.

Les médicaments cholagogues ont disparu avec la théorie ancienne de l'érysipèle : les sels de Paracelse, Van Helmont et Sylvius, ont suivi dans l'oubli la corne de cerf, la morelle, la joubarbe, le pourpier; les diaphorétiques, les diurétiques furent laissés de côté, après avoir survécu assez longtemps en Allemagne; mais en revanche, le sulfate de quinine (1), après un succès, a été mis en avant; l'alcoolature d'aconit, préconisée dans l'infection purulente, fut appliquée à l'érysipèle, non plus à titre de

______

(1) Voy. *J. comp. du Dict. des études médicales*, 1824, t. XX, c. 77.

médicament propre à produire une fonction exagérée
d'un système pour une révulsion quelconque, mais bien
à titre de spécifique.

Pour juger la valeur de ces diverses espèces de traitement, il suffit de se rappeler que tous ont joui, dans
un moment donné, d'une faveur égale, et qu'ils ont été
ensuite remplacés. C'était dire leur insuffisance. L'alcoolature d'aconit est à son début, et peut-être même déjà
délaissé par son inventeur. Dans nos observations, il a
été employé; il a réussi une fois associé à la pommade
au sulfate de fer. Mais tant d'autres médicaments ont
réussi et ne sont point demeurés dans la thérapeutique !

Voilà pour la médication générale. La médication locale
est plus variée encore, depuis les sangsues appliquées
directement sur l'érysipèle (Vogel, Broussais), les ventouses, jusqu'aux lotions de sulfate de fer et la poudre
d'amidon. Toutes les classes possibles de médicaments
ont fourni leur contingent à l'érysipèle, le fer rouge (1)
appliqué sur la plaie, sur les rougeurs, le vésicatoire, la
cautérisation au nitrate d'argent, tout a été employé depuis la terre cimolée jusqu'aux pommades les plus variées.
A partir d'Hippocrate jusqu'au siècle dernier, une longue
suite de topiques, emplâtres, cataplasmes, attaqués par
les uns, défendus par les autres, a été définitivement
reléguée dans les souvenirs de la médecine pendant les
beaux jours de l'Académie de chirurgie. Il en est de même
de l'acétate de plomb (Desault), l'acétate de potasse (Renauldin), le sulfate de fer, auquel M. Velpeau, son propa-

(1) Larrey, *Clin. chir.*, t. I.

gateur, n'a presque plus recours. Le bain est abandonné; une seule chose est restée et s'est perpétuée pendant plus de deux mille ans : l'eau de fleur de sureau.

Nous nous sommes demandé pourquoi ce médicament avait survécu au milieu de tant de ruines, et il nous paraît que ce médicament inoffensif n'ayant jamais mérité les reproches qu'Hoffmann avait adressés aux autres topiques, on l'avait conservé par habitude. D'un autre côté, n'est-il pas incontestable que l'eau de sureau joue le rôle d'un simple émollient; et l'expérience n'a-t-elle pas appris qu'avec des émollients et un régime convenable, un nombre considérable d'érysipèles dits spontanés ont guéri ?

C'est là un fait d'une grande importance et sur lequel j'insiste particulièrement : l'érysipèle étant une inflammation dans le réseau capillaire lymphatique, comme le phlegmon est une inflammation du réseau capillaire sanguin, il y a tout lieu de penser que la thérapeutique qui convient à l'un n'est pas différente de celle qui convient à l'autre. Or, l'expérience a appris que le cataplasme est le seul topique convenable dans la généralité des cas de phlegmons. Que conclure sans doute que le cataplasme est un excellent topique pour l'érysipèle? Mais comme Boyer, avec son maître Dessault, le fait très bien remarquer, le cataplasme surcharge la partie qu'il recouvre, et le cataplasme émollient est avantageusement remplacé par les compresses d'eau de sureau.

Cependant tout n'est point fait lorsque l'on a recouvert le phlegmon d'un cataplasme. M. Velpeau nous apprend (*Clinique chir.*, t. I, ÉRYSIPÈLE) qu'il a obtenu de bons

effets du vésicatoire, et nous l'avons entendu répéter
souvent, que s'il n'empêche pas le phlegmon de suppurer, il hâte la suppuration .Enfin, lorsque le phlegmon
est venu à suppuration, l'incision est en dernier ressort
le traitement efficace du phlegmon. Mais personne aujourd'hui n'imagine qu'il y ait un topique spécifique
contre le phlegmon, et une médication qui l'empêche de
suppurer.

Dans l'érysipèle, il a été fait comme dans le phlegmon,
le vésicatoire a été fréquemment appliqué au temps de
Dupuytren sur les érysipèles ; les mouchetures qui repré-
sentaient en petit les incisions préventives dans le phlegmon diffus, ont également été suivies de succès : cependant
les chirurgiens n'en font point l'objet d'une pratique
générale. On a bien vu Baudens (1) abraser avec un rasoir la
superficie de la peau affectée d'érysipèle ; mais aujour-
d'hui rarement on a recours à ces différentes méthodes de
scarifications.

Nous avons vu le vésicatoire arrêter l'érysipèle (2), et
les considérations auxquelles nous nous sommes livré sur la
nature de l'érysipèle, rendent compte de son action autrement que jusqu'ici elle n'avait été comprise. Le vésicatoire,
dans la thèse de M. Lepelletier, est placé dans la classe
des dérivatifs : ce que nous avons vu engagerait plutôt à
le placer dans la méthode ectrotique. En effet, les vésicatoires ont agi lorsqu'ils étaient placés à la limite de
l'érysipèle, et qu'ils détruisaient une zone de lymphatiques

(1) *Expériences*, t. V.
(2) Lawrence parle déjà du vésicatoire à la limite de l'érysipèle.

sains au-dessus de l'érysipèle. Nous avons encore remarqué que, quand un vésicatoire avait été placé, et que l'érysipèle montait au-dessus, au tronc par exemple, l'érysipèle n'allait pas là où le vésicatoire avait été placé. Rappelons encore que dans une observation de Lepelletier, l'érysipèle avait respecté la place où une forte cautérisation avec du nitrate d'argent avait été faite pour limiter un érysipèle de la face ; et l'on comprendra que le vésicatoire agit comme toute manœuvre, ayant pour effet de détruire le réseau capillaire, et pourra limiter, momentanément au moins, l'inflammation érysipélateuse.

Les mouchetures nous paraissent moins avantageuses parce qu'elles n'intéressent pas que la couche superficielle de la peau ; parce que, lorsque l'érysipèle suppure, c'est-à-dire lorsqu'il se forme des vésicules, elles se vident seules ; ou lorsqu'elles tardent à s'ouvrir, une piqûre d'épingle suffit pour évacuer toute la sérosité purulente. Les mouchetures ne valent pas mieux que les sangsues, sauf qu'elles tirent moins de sang.

Nous arrivons à la partie la plus importante du traitement de l'érysipèle. L'ensemble des moyens que l'on peut utiliser contre cette maladie : le purgatif initial, la diète aux bouillons, l'eau de sureau ou un corps gras, auquel M. Velpeau attache de l'importance, lorsqu'il recommande l'onguent mercuriel, ont réussi dans beaucoup de cas simples. L'émétique en lavage, associé aux poudres d'amidon, aux cataplasmes de fécule, comme topique, ont également réussi. Enfin, de simples boissons délayantes et acides, des lavements émollients et des compresses d'eau de sureau ou de l'axonge, ou de la poudre d'amidon seule, ont donné de bons résultats.

Dans nos observations, 16 malades ont été traités exclusivement avec des compresses d'eau de sureau sur la partie malade et des boissons délayantes, 14 malades ont guéri ; 34 malades ont été traités par les onctions mercurielles, 11 guérirent, 2 moururent d'une maladie survenue après l'érysipèle ; 2 malades furent traités par les mouchetures et les compresses d'eau de sureau et guérirent.

Des traitements mixtes ont été appliqués, les antiphlogistiques, l'eau de sureau, l'onguent mercuriel (obs .XXIII et LX), l'acoolature d'aconit (obs. XXVI), 3 morts. Des traitements où prédominait la pommade au sulfate de fer (obs. IX, XIV, XX, XXXI, LXII) ont été suivis de 2 guérisons ; l'aconit à l'intérieur, le sulfate de fer en topique ont réussi 1 fois ; le perchlorure de fer à l'intérieur avec les onctions mercurielles employé seul une fois a procuré 1 guérison (obs. VIII) ; le laudanum pur a été employé trois fois, 2 guérisons ont été obtenues.

Certes si nous n'avions pas ici nos observations, une conclusion serait naturellement tirée. L'eau de sureau et les boissons délayantes sont les meilleurs moyens à employer contre l'érysipèle. Nous nous garderons bien même de le penser. Nos observations nous apprennent que le succès des médications tient moins à leur qualité qu'à l'état du malade, à la gravité des complications et des lésions qui se joignent à l'érysipèle. Telle médication a réussi parce qu'il n'y avait qu'un simple érysipèle.

Le vésicatoire a été employé six fois ; il y a quatre faits

négatifs, ils nous inspirent cependant une idée favorable touchant l'action du vésicatoire comme moyen ectrotique; dans un cas, le vésicatoire n'avait pas été appliqué exactement. Du reste, les malades étaient déjà atteints d'infection purulente ; dans un autre, l'érysipèle s'était étendu en respectant la place du vésicatoire. L'observation XLV est plus claire.

Nous pouvons donc conclure au moins que dans les cas d'érysipèle sans autre maladie intercurrente ou concomitante, un traitement local simple suffit, l'eau de sureau par exemple, et que les troubles digestifs auxquels la production de l'érysipèle a quelque rapport sont heureusement combattus par les moyens simples qui sont journellement mis en usage, tels que les purgatifs ou émétiques, recommandés pour les érysipèles dits spontanés.

Mais tous ces traitements échouent avec une régularité désespérante dans un nombre considérable d'érysipèles, parce qu'une méningite se déclare, parce que l'infection purulente se produit ou existe en même temps que l'érysipèle. Alors d'autres médications doivent être tentées. Le sulfate de quinine employé par M. Beau dans la fièvre puerpérale, par M. Nélaton dans l'infection purulente, peut être d'un bon usage; l'alcoolature d'aconit peut être employée ainsi que le camphre (Barbette, Joseph Franck, M. Velpeau, M. Malgaigne) pour certains érysipèles en particulier.

Suivant le lieu où apparaît un érysipèle, suivant l'âge des sujets, beaucoup de médecins et de chirurgiens ont pensé qu'il convenait de modifier le traitement. Ainsi dans Oribase (1) on trouve nettement formulé qu'il est bon de saigner la veine linguale dans l'érysipèle de la tête, comme de nos jours Legroux proposait, en 1860 (2), la glycérine pour les érysipèles de la région ombilicale des nouveau-nés. Dans l'observation rapportée, l'enfant guérit de l'érysipèle et mourut du muguet. Dans le livre de M. Bouchut (3) nous trouvons qu'en Angleterre Hamilton Bell et C. Bell donnent le perchlorure de fer à l'intérieur pour les enfants, comme cela a été fait depuis pour les adultes. Shott (de Philadelphie) donne aux enfants le sublimé en lotions et en bains. Enfin M. Bouchut parle du vésicatoire à la limite de l'érysipèle.

Suivant la forme des symptômes, c'est-à-dire des complications, il a été proposé des moyens divers. Ainsi Astruc (4) recommande « la saignée dans l'érysipèle inflammatoire et vante l'émétique dans l'érysipèle bilieux».

En résumé, nous croyons que le traitement émollient, les compresses d'eau de fleur de sureau ou d'une plante émolliente appliquées sur l'érysipèle, ou bien un corps gras sont d'excellents moyens quand il n'y a absolument qu'une inflammation du réseau lymphatique ; une surveillance vigilante de l'état des fonctions digestives est encore indiquée, et depuis Fabrice d'Acquapendente est restée l'objet de la pratique d'un bon nombre de médecins judicieux ; une diète aux bouillons, mais sans vin, paraît être d'un bon usage.

(1) *De erysipelate cerebri*, lib. **VIII**.
(2) *Gazette des hôpitaux*, n° 57.
(3) *Traité des maladies des nouveau-nés*, Paris.
(4) *Tract. de tumoribus*, lib. II, ch. I.

Quant à ces érysipèles qui arrivent chez des individus portant une plaie récente et qui est promptement suivie de symptômes graves, on peut chercher à limiter l'érysipèle par un vésicatoire, chercher à combattre l'infection purulente par des moyens même douteux, mais il vaut mieux chercher à la prévenir; les tentatives de ce genre réussissent plus souvent.

Si des phénomènes cérébraux morbides apparaissent, la saignée est encore un moyen auquel une confiance légitime peut être accordée, mais sans espoir de succès constants; elle peut être employée avec une foule d'autres médicaments, auxquels les médecins et les chirurgiens reprocheront encore longtemps de ne point leur fournir les moyens de combattre l'infection purulente. C'est que ces médicaments ne donneront point aux malades un autre sang, et c'est là seulement ce qu'il leur faudrait, et qui sait si un jour un médecin hardi n'osera pas tenter alors la transfusion du sang?

Les méningites qui surviennent après un érysipèle peuvent être combattues par les moyens préconisés dans l'érysipèle, l'émétique à dose rasorienne, le calomel à dose fractionnée, la saignée; et l'indication du moment où il convient de les appliquer ressort surtout des phénomènes nerveux morbides et de leur intensité.

Joseph Frank parle du moyen de prévenir le retour des érysipèles périodiques, d'une prophylaxie, les bains sulfureux sont conseillés, il vante les eaux minérales, l'usage du raisin et du petit-lait. Mais M. Trousseau nous dit que des personnes atteintes d'érysipèle périodique ont cessé d'être atteintes de ce mal en guérissant une écor-

chure, une plaie, une scrofule qu'ils portaient habituellement, et cette dernière assertion nous paraît une vérité
incontestable. Et nous, qui considérons les érysipèles
spontanés de la face comme traumatiques, comme les
effets d'un refroidissement ou d'un coup d'air, pour me
servir d'un mot populaire, nous recommandons aux individus mal à l'aise de s'observer, de se soigner au moment
des changements de température ; il faut spécialement
conseiller aux femmes de s'observer à leurs époques,
afin que leur état ne les rende point plus aptes à contracter un érysipèle sous l'influence d'un refroidissement
insensible.

Il ressort de la dernière discussion académique que les
hôpitaux laissent à désirer sous le rapport de l'aération,
que l'atmosphère des salles devient une cause d'érysipèle,
et que c'est surtout dans ce sens que les améliorations
doivent porter. Il y a du vrai. Il serait inexact de dire que
les hôpitaux sont parfaits et qu'on ne peut rien imaginer
de mieux; ce serait admettre gratuitement un terme au
progrès.

Pour notre part, sans vouloir entrer dans une discussion
en dehors de notre sujet, nous dirons néanmoins que
certains hôpitaux, en dehors du défaut d'aération, n'of-
frent pas d'autre inconvénient que la situation des malades vis-à-vis de trois puissances inégales : l'élève, la
religieuse ou surveillante et l'infirmier. Nous possé-
dons des faits que nous ne voulons pas énumérer ici ;
nous nous empressons toutefois d'ajouter que nous les
considérons comme des exceptions. Nous avons vu assez

souvent les religieuses entourer de soins les mourants pour mettre sur le compte de leur inexpérience, de la multiplicité de leurs offices les contre-prescriptions qu'elles donnent pour punir les mauvais sujets qui troublent l'harmonie de la salle, et la régularité des prières, si pieusement observée par ces femmes dévouées aux malheureux. L'infirmier peut être facilement replacé dans son rôle. Quant à l'élève, il est le premier à regretter son inexpérience.

Une grande responsabilité appartient à tous; il faut bien qu'on le sache si le malade est levé, si on lui ouvre une fenêtre au-dessus de la tête, si on le laisse se promener; si on lui donne ou on lui laisse entrer du vin, des aliments, il y a imprudence et de pareils écarts peuvent lui être funestes. Mais ce serait une faute de laisser les plaies à découvert, de ne pas s'occuper scrupuleusement de celles-ci entre le temps qui s'écoule depuis l'entrée du malade jusqu'à la visite du médecin; comme le malade qui se confie aux soins du médecin est coupable de ne point exécuter des recommandations qu'il enfreint toujours au prix de sa santé.

On verra dans nos observations que c'est peut-être à des fautes du genre de celles dont nous venons de parler que des érysipèles ont pu être attribués; mais, je le répète encore, ce ne sont là que des exceptions, exceptions que je prendrais pour faire ressortir davantage les mérites des maîtres, des élèves, et de tous ceux qui participent dans l'administration des hôpitaux à la plus noble des bienfaisances.

Pour les érysipèles nés en ville, la personne la plus

répréhensible c'est le malade qui ne s'est pas soigné. Si délicates que soient ces questions, elles ne sont pas déplacées dans ces lignes, où il est question de prévenir l'érysipèle.

Pour le traitement prophylactique de l'érysipèle en général, il nous faut avoir présente à l'esprit cette loi que, quand même il y aurait des constitutions médicales bien démontrées, ce qui n'est pas, il est urgent de se préoccuper de mettre tous les individus dans la condition de ceux qui échappent à l'influence de ce qu'on a appelé le génie épidémique. Considérons qu'il y a des individus qui guérissent bien de tous leurs maux, étudions-les, voyons leur hygiène, et prescrivons à tous la manière de vivre de ceux qui dirigent le mieux leur santé. La médecine hygiénique est celle qui prévaudra avec le temps. La prophylaxie des maladies depuis un demi-siècle devient l'objet d'études sérieuses. Entrons donc dans cette voie.

De ce que les plaies bien soignées chez des individus dont le régime, le genre de vie, les habitudes sont réguliers, guérissent bien, déduisons le traitement des plaies, et d'abord recommandons à tous d'éviter les excès, dont les conséquences se font sentir au moindre dérangement de leur santé, au moindre accident.

Dans les opérations, observons le tempérament du malade, les résultats de son hygiène sur sa santé. Que le chirurgien n'opère que les malades en état de supporter une opération, et qu'il prépare le malade à l'opération non-seulement par le régime, mais encore par le genre de vie le plus voisin de celui que menait le malade avant

d'entrer à l'hôpital. Les Anglais ont établi le système de
a préparation des malades aux opérations. Ainsi Baker
Brown, nous ont dit plusieurs voyageurs qui sont allés
en Angleterre, pendant un mois avant de pratiquer l'opération de l'ovariotomie, administre aux malades du quinquina, des toniques et du vin. Cela est pour le mieux, mais
ce n'est pas tout.

En France, nos chefs de service prennent des dispositions analogues; un purgatif est donné avant l'opération.
En principe, c'est une bonne chose; mais en application
les bons résultats ne sont pas constants, parce que tout
n'est pas fait. L'homme n'est pas en danger seulement à
cause du lieu qu'il habite, à cause du défaut d'aliment et de
médicaments toniques, à cause d'un embarras gastrique;
l'homme qui change brusquement de genre de vie, de
nourriture, qui passe d'un exercice actif à un repos
absolu et qui se tient dans l'attente d'une opération devant laquelle son courage faiblit, celui-là est aussi en
danger.

Tout ce qui s'est vu depuis quelques années tend à
confirmer notre opinion. L'existence des érysipèles en
ville, à la campagne, indique bien que ce n'est pas
l'air des villes, l'insalubrité des hôpitaux, la constitution
atmosphérique de Paris qui donnent lieu aux érysipèles,
et l'on peut supposer avec juste raison que la constitution
ndividuelle est surtout l'occasion du développement de
la maladie, d'où l'indication de porter là surtout son
a ttention.

Nous savons combien il est difficile de démontrer ab-
olument la part que l'individu apporte au développement

de la maladie. Nous ne pouvons nous appuyer que sur nos observations; on pourra toujours trouver cette statistique incomplète, on nous objectera les remarques des autorités en médecine, on nous dira : Où sont vos expériences? et nous n'avons que soixante-quatre observations auxquelles nous pouvons joindre d'autres observations éparses dans les livres, mais qui ne renferment point des recherches de la nature de celles que nous avons entreprises.

Une direction meilleure donnée à l'hygiène individuelle est donc un premier point de la thérapeutique que nous conseillons, et qui ne s'applique à l'érysipèle ni plus ni moins qu'à toutes les autres maladies inflammatoires. Certes il est difficile d'obtenir en peu de temps un pareil résultat. Les hommes, les uns par défaut de bien-être, les autres par un scepticisme de mauvais goût, d'autres enfin par impatience de toute espèce de frein apporté à l'exercice de leurs plaisirs ou de leurs vices, s'empresseront de discuter les recommandations qui leur seront faites, afin d'avoir un prétexte pour ne pas les suivre, et nos hôpitaux s'ouvriront encore longtemps pour des malades qui auront cherché eux-mêmes leur mal. Mais cela n'empêchera pas que les plus sages auront profité.

Il est un second point de traitement préventif de l'érysipèle qui est tout entier dans ce précepte : panser toutes les plaies et les bien panser. Qu'entendez-vous par bien panser, nous dira-t-on ? Nos observations nous ont appris que les réunions par première intention et le pansement simple des plaies contuses, surtout à la face, ont presque

invariablement été suivies d'érysipèles, tandis qu'à côté,
les malades traités par une application rigoureuse d'eau
froide ou un cataplasme, ou un pansement simple sans
réunion préalable, ont été exempts d'accidents. Concluons
donc que la réunion par première intention ne doit pas
être appliquée à des plaies contuses, même régulières ;
que tous les pansements sont bons lorsqu'ils tiennent
bien et recouvrent entièrement la plaie.

Nous avons encore vu que les imprudences, la nourriture, le vin (faits remarqués aussi par les anciens), étaient
contraires aux plaies ; il en résulte donc cette autre
indication, que les malades observent d'abord un repos
absolu ; quant à la nourriture, depuis quelques années,
elle semble être remise à la mode avec un empressement
qui ne s'explique guère. L'antiquité tout entière avait
prescrit la diète pour prévenir l'inflammation. Ph. Boyer
s'étant mis à nourrir ses blessés, des recherches furent
entreprises sur ce point. Dans la thèse de M. Topinard, le
procédé anglais fut glorifié, et d'autres travaux du même
genre que celui de ce dernier vinrent encore mettre en
honneur le système anglais. Cependant la pratique de
Boyer et des Anglais n'est pas la même ; Boyer nourrissait
le jour même avec de la viande, tandis que les Anglais ne
donnent des aliments solides que du deuxième au troisième jour à leurs amputés.

On observe bien souvent des malades qui ne supportent
pas la nourriture, qui la prennent sans appétit. Dans des
cas de ce genre, il est bon de s'abstenir ; on peut faire
manger des malades, mais on ne les fait pas digérer. A

défaut d'aliments, il y a des médecins qui prescrivent du vin. Nous en avons vu administrer à des malades, et nous n'avons pas été surpris de constater chez ces malades une excitation factice cédant bientôt pour faire place à un état plus mauvais que celui où ils étaient avant l'administration du vin. Mais laissons ces remarques de côté, ne pouvant faire ici l'histoire et la critique des différents modes de traiter les blessés, reportons-nous seulement aux observations.

Pour ce qui a trait aux opérations, on peut voir que les malades acclimatés au séjour de l'hôpital, ou ceux pour qui l'hôpital est, relativement à leur habitation, un bienfait, guérir merveilleusement, à moins d'un traumatisme très violent, à moins d'épuisement, tandis que les habitants des campagnes, jouissant d'une certaine aisance, ou d'un certain bien-être, sont plus souvent atteints d'accidents, et ceci à la ville comme dans les hôpitaux. Il est donc pour ceux-là une obligation, une préparation à l'opération.

D'un autre côté, le chloroforme agit à la manière des vapeurs alcooliques : cela n'est contesté par personne. Donc tous les opérés se trouvent, après l'opération, dans les conditions d'un individu qui s'est blessé pendant l'ivresse, et l'on sait quels dangers entourent ces malades. Je suis loin de condamner le chloroforme, il rend assez d'immenses services, mais je crois que s'il ne fait pas courir un danger aux malades, il doit imposer un redoublement de soins pour le traitement des plaies d'opérations et la conduite ultérieure de la santé, et nous nous opposerons volontiers à la nourriture des opérés qui ont été soumis au chloroforme. Nous aimerions mieux les voir abreuvés d'une tisane délayante, et nourris de bouillons pendant les premiers jours, comme le font la plupart de nos maîtres, M. Velpeau et Nélaton en particulier.

Comment la plaie de l'opération doit-elle être traitée? Il faut se conduire comme pour les plaies contuses. La réunion par première intention ne doit jamais être complétement tentée, à moins que ce ne soit sur la face et aux lèvres en particulier, où la réunion ne manque jamais pour ainsi dire, tandis qu'au sein et aux membres elle est aussi exceptionnellement réussie, qu'elle est manquée aux lèvres. Il paraît donc raisonnable de proscrire la réunion par première intention pour tous les cas, excepté pour la face; on transforme dans trop de régions des plaies régulières en plaies irrégulières où les liquides sont retenus.

La manière d'opérer n'est sans doute pas étrangère à la production des accidents en général, et semble engager à modifier le pansement en raison des manœuvres faites sur la partie opérée.

Nous avons vu faire deux opérations laborieuses, qui toutes deux ont été suivies d'érysipèle. Dans le premier cas, il s'agissait d'un enchondrome de la parotide, ayant des ramifications profondes. La tumeur dut être enlevée avec le doigt, arrachée pour ainsi dire par un procédé recommandé dans tous nos livres classiques. Le malade fut pansé simplement, deux jours après il eut un érysipèle (obs. VI).

L'autre malade était une femme très grasse, qui portait

un squirrhe encéphaloïde du sein. Pendant l'opération il fut facile de constater l'existence d'une série de petits ganglions indurés et remontant jusque dans l'aisselle, assez haut; ils furent arrachés successivement, puis la plaie fut réunie en partie, par-dessus des bourdonnets de charpie et recouverte par un pansement simple. La malade, quoique opérée en ville, eut un érysipèle. Voilà deux opérations qui avaient été longues, la plaie avait été assez longtemps froissée. N'y aurait-il pas là une cause à laquelle on pourrait attribuer l'inflammation et l'érysipèle, et partant des indications thérapeutiques nouvelles ?

CONCLUSION.

Aucune théorie médicale n'a jeté de lumière sur l'érysipèle. Les connaissances anatomiques et physiologiques, devenant de plus en plus complètes, ont seules fait progresser les idées sur cette maladie. Le temps a appris que les théories, toujours données comme achevées, se croyaient vainement aptes à dire le dernier mot sur l'érysipèle. Beaucoup des conceptions du passé ont été renversées.

Les opinions actuelles n'ont rien d'absolument certain. Vitalistes, organiciens ou éclectiques, les médecins font de l'érysipèle une inflammation spécifique. Les chirurgiens partagent à peu près cette manière de voir; ils croient qu'il y a peut-être une altération originelle des plaies, contagieuses, qui précède le développement de l'érysipèle. En prenant ce qu'il y a de plus nouveau, le programme de l'enseignement de M. Monneret à la Faculté de médecine de Paris, nous voyons que l'érysipèle placé à côté de la miliaire et de la scarlatine peut être envisagé comme une phlegmasie diffuse spécifique de la peau. Il y a, suivant le professeur, un érysipèle simple, un compliqué, un consécutif. Des points d'interrogation sont placés à côté des mots contagion et influence saisonnière, mais les constitutions médicales sont affirmées.

Nous sommes arrivé à d'autres conceptions. Reprenant quelques-unes des idées de Blandin, nous pensons avoir pu démontrer que l'érysipèle siége dans le réseau capillaire lymphatique, que l'érysipèle est aux capillaires lymphatiques ce que le phlegmon est aux capillaires sanguins, que les constitutions médicales d'épidémicité n'ont pas une action plus grande sur l'une que sur l'autre maladie. Nous n'hésitons pas à repousser comme non démonstratifs tous les faits allégués en faveur de la contagion.

L'érysipèle comme le phlegmon tient le plus souvent à un défaut de soins. Exempt de complications et développé chez un individu dans des dispositions maladives qui seules ne le mettent pas en danger, il suit, grâce aux émollients, une marche qui n'a rien de grave. Et nous concluons, néanmoins, que, ne pouvant toujours savoir si un érysipèle peut être simple ou accompagné de complications redoutables, notre premier but est de chercher et de trouver le moyen de prévenir les érysipèles, en nous préoccupant par-dessus tout des conditions individuelles.

FIN.

TABLE DES MATIÈRES

APPENDICE.

Page 49, troisième alinéa.

Sœmmering (1795) (*Des maladies des vaisseaux absorbants*, p. 5) se fonde sur l'engorgement ganglionnaire pour placer l'érysipèle dans les maladies des vaisseaux absorbants.

ERRATA.

Page 3, ligne 25, *au lieu de* donne, *lisez* donnent.
Page 15, ligne 8, *au lieu de* Rhamifolia, *lisez* Rhami folia.
Page 35, ligne 16, *au lieu de* Sanguinini, *lisez* Sanguini.
Page 125, dans le tableau, ligne 5, colonne 9, *au lieu de* 14, *lisez* 15.
Page 125, dans le tableau, ligne 5, colonne 10, *au lieu de* 12, *lisez* 13.
Page 141, ligne 28, *au lieu de* admet, *lisez* admire.
Page 165, ligne 20, *au lieu de* ce genre, *lisez* cet âge.

9 782019 246433